# 脊髓性肌萎缩症
# 护理手册

叶敬花　主编

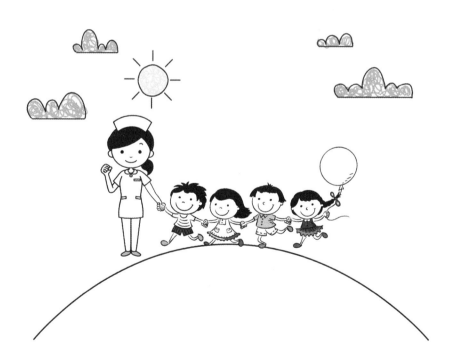

科学技术文献出版社
SCIENTIFIC AND TECHNICAL DOCUMENTATION PRESS

·北京·

**图书在版编目（CIP）数据**

脊髓性肌萎缩症护理手册 / 叶敬花主编. -- 北京：科学技术文献出版社, 2024. 10. -- ISBN 978-7-5235-1431-3

Ⅰ. R473. 72-62

中国国家版本馆 CIP 数据核字第 2024HF8603 号

脊髓性肌萎缩症护理手册

策划编辑：吕海茹　责任编辑：吕海茹　责任校对：张微　责任出版：张志平

出　版　者　科学技术文献出版社
地　　　址　北京市复兴路15号　　邮编　　100038
编　务　部　（010）58882938，58882087（传真）
发　行　部　（010）58882905，58882874（传真）
邮　购　部　（010）58882873
官 方 网 址　www.stdp.com.cn
发　行　者　科学技术文献出版社发行　全国各地新华书店经销
印　刷　者　中煤（北京）印务有限公司
版　　　次　2024 年 10 月第 1 版　2024 年 10 月第 1 次印刷
开　　　本　880×1230　1/32
字　　　数　206千
印　　　张　8.875　彩插2面
书　　　号　ISBN 978-7-5235-1431-3
定　　　价　49.80元

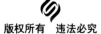

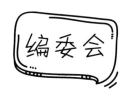

编委会

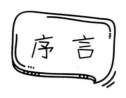

序言

　　脊髓性肌萎缩症（SMA）是一种罕见的、常染色体隐性遗传的神经肌肉疾病，其活产新生儿发病率约 1/5000，是 2 岁以下儿童首位致死性遗传病。既往因没有有效的治疗药物，许多 SMA 患儿及家长感到很绝望。但近几年来，随着医疗技术的发展、新型治疗药物的问世，许多患者看到了希望，一些患者的运动功能、呼吸功能、吞咽功能所有改善，生命周期不断延长，因呼吸感染而导致的住院天数和次数越来越少。

　　本书是深圳市儿童医院神经内科护理团队的智慧结晶，对罕见病 SMA 进行了详尽的讲解，其内容涉及了 SMA 的基本概况、综合治疗、用药护理、骨骼及关节护理、呼吸系统护理、营养支持、口腔护理、康复训练、皮肤护理、心理评估和支持、家庭医疗护理等方方面面。

　　本书介绍了我们护理团队丰富的临床经验，对 SMA 各种常见症状的护理关键点、注意事项、操作方法进行了非常详细的分享，相信读者看后会有很大的收获。我也相信，本书将会成为新加入护理团队的人员在护理 SMA 患者时的重要参考工具。

相信随着医技水平的不断发展，结合康复训练及多学科的科学诊疗和管理，配合医院及家庭的专业护理，SMA 患者的明天会更好。

路新国

深圳市儿童医院神经内科

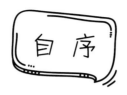

脊髓性肌萎缩症（SMA）是一种遗传性疾病，主要影响机体的运动神经元，导致肌肉萎缩和运动功能障碍。由于患者数量少、医疗资源有限等原因，目前 SMA 的治疗面临着巨大的困难和挑战，这种疾病的治疗涉及许多方面，包括医疗护理、康复治疗、营养、心理健康和社会支持等。

SMA 作为一种罕见性疾病，目前在临床上所受的关注较少，还没有较完善的 SMA 治疗护理相关的指导手册。我们在临床护理的过程中，见到许多家庭由于缺少 SMA 护理的相关知识而紧张焦虑，严重的甚至影响患者的预后。因此，我们致力于编写一本与 SMA 相关的护理手册，通过为 SMA 患者及其家庭提供全面的护理知识和支持，帮助他们更好地应对 SMA。

本书涵盖 SMA 的各个方面，包括疾病的基本知识、诊断和治疗、康复、饮食和营养、心理健康支持以及患者和家庭的社会支持。我们将提供实用的建议、技巧和资源，帮助 SMA 患者及其家庭更好地掌握 SMA 护理知识。

我们想告诉所有的 SMA 患者及其家庭，您并不孤单，有许多罕见病患者和家庭与您一样，他们也在面对着类似的挑战和困

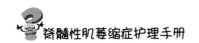

难；同时，也有许多专业的医疗团队、护理专家和社区组织致力于为罕见病患者和家庭提供支持和帮助。

我们鼓励您积极寻求医疗和社会支持，并与您的医疗和护理团队密切合作。同时，也请记住，您和您的家人是无比坚强和勇敢的。我们相信，你们一定能够克服 SMA 带来的挑战。

最后，我们要向所有 SMA 患者及其家人致以最诚挚的问候和祝福。我们希望本书能为您提供有益的信息和指导，帮助您面对 SMA 的挑战，并为您的护理提供支持。

祝您健康和幸福！

叶敬花

深圳市儿童医院神经内科

2024 年 6 月

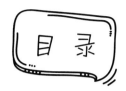

目 录

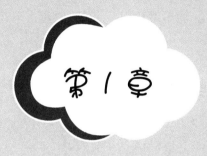

# 脊髓性肌萎缩症的
# 基本知识

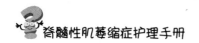

# 第1节　什么是脊髓性肌萎缩症？

脊髓性肌萎缩症（spinal muscular atrophy，SMA）是一种严重的神经肌肉疾病，属于运动神经元病。它是由下运动神经元受损导致的肌肉失神经支配状态，表现为肌肉萎缩无力。

## （一）病因与发病机制

SMA 是一种遗传性疾病，主要影响运动神经元，导致肌肉萎缩和运动障碍。以下是 SMA 的主要病因。

### 1. 基因突变

SMA 的主要病因是 *SMN1* 基因突变，*SMN1* 基因位于人类 5 号染色体上，它编码脊髓运动神经元特异性蛋白质（SMN 蛋白），这种蛋白在维持神经元功能和存活中起着重要作用。SMN 蛋白的主要功能是在剪接体中调控 mRNA 的剪接，从而影响蛋白质的合成。此外，SMN 蛋白也参与了神经元轴突生长和突触传递的调节。因此，SMN 蛋白的缺乏或缺陷会导致神经元功能障碍和肌肉萎缩。

大多数 SMA 患者会伴有 *SMN1* 基因的缺失或突变。然而，人体中还有一个几乎相同的基因——*SMN2*，但由于其结构上的差异，它产生的 SMN 蛋白数量远低于 *SMN1* 基因。因此，*SMN2* 基因的存在可以在一定程度上缓解 *SMN1* 基因的缺失或突变所导致的症状。

2.遗传模式

SMA 的遗传模式是常染色体隐性遗传，这意味着，患者从父母两方均继承了突变的 *SMN1* 基因才会表现出 SMA 的症状。如果父母中只有一人是 *SMN1* 基因携带者（即只有一个 *SMN1* 基因突变），那么子女有 25% 的概率患上 SMA，50% 的概率成为携带者，25% 的概率不携带突变的基因。

3.分子机制

*SMN1* 基因的突变导致 SMN 蛋白的缺乏或缺陷，进而影响神经元的生存和功能。SMN 蛋白的主要功能之一是在剪接体中调控 mRNA 的剪接，从而影响蛋白质的合成。当 SMN 蛋白缺乏时，这些 mRNA 可能会被错误地剪接，导致蛋白质异常表达，进而影响神经元的正常功能。此外，SMN 蛋白还参与了神经元轴突生长和突触传递的调节。轴突生长和突触传递是神经元正常功能的重要组成部分，而 SMN 蛋白的缺乏可能会影响这些过程，导致神经元的功能障碍和最终的肌肉萎缩。

总之，SMA 主要是由 *SMN1* 基因的突变所导致的 SMN 蛋白缺乏或缺陷引起，这会影响神经元的功能和生存，最终导致肌肉萎缩和运动障碍。了解 SMA 的病因有助于我们更好地理解该疾病的发病机制，并为治疗和干预提供理论基础。

## （二）常见表现

1.运动障碍

SMA 患者通常会出现运动障碍，表现为肌力减退、肌肉无力和运动能力减弱。这些症状通常在婴儿期或幼儿期就会显现出

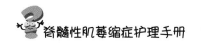

来。患儿可能会出现运动发育迟缓，如抬头、坐立、站立和行走等能力受到影响。在严重病例中，患儿可能无法完成这些基本的发育阶段，甚至无法自主转身或坐起来。随着病情的进展，患者可能会完全丧失运动能力，最终导致全身肌肉无力和瘫痪。

2. 肌肉萎缩

肌肉萎缩是 SMA 的主要表现之一。由于运动神经元的损害，患者的肌肉会逐渐萎缩和变得无力。这种肌肉萎缩通常从四肢开始，逐渐扩散到躯干和颈部。肌肉萎缩会导致肌肉失去力量和张力，使得患者难以完成日常生活中的基本动作，如抓握、抬举和行走等。在一些病例中，患者的肌肉萎缩可能会导致关节变形和畸形，进一步影响他们的运动功能。

3. 呼吸困难

SMA 患者可能会出现呼吸困难，这是由肌肉萎缩导致呼吸肌无力所致。在严重病例中，患者可能需要依靠呼吸机来维持呼吸功能。呼吸困难可能会导致患者出现气短、呼吸急促和咳嗽等症状。此外，由于呼吸肌无力，患者还容易出现呼吸道感染和肺部并发症，这可能会加重他们的病情。

4. 脊柱侧凸

一部分 SMA 患者可能会出现脊柱侧凸的表现。由于肌肉无力和萎缩，脊柱的支撑功能减弱，导致脊柱侧凸的发生。脊柱侧凸可能会导致患者身体姿势异常，进而影响他们的生活质量和日常活动。

5. 饮食困难

肌肉无力和吞咽困难是 SMA 患者常见的问题之一。由于口腔和咽喉肌肉的无力，患者可能会出现吞咽困难和进食困难。这可能会导致营养不良和体重下降，进而影响患者的整体健康状况。

总之，SMA 的常见表现包括运动障碍、肌肉萎缩、呼吸困难、脊柱侧凸和饮食困难等。这些症状会严重影响患者的生活质量和日常活动，因此需要及时进行诊断和治疗。了解这些常见表现有助于提高对 SMA 的认识，促进早期干预和治疗，从而改善患者的生活质量。

### （三）常见分型

SMA 是一种遗传性疾病，主要影响运动神经元，导致肌肉无力和萎缩。根据临床表现、遗传模式和基因突变的不同，SMA 可以分为不同的类型。目前，国际上通常将 SMA 分为 4 个主要类型：SMA Ⅰ、SMA Ⅱ、SMA Ⅲ和 SMA Ⅳ。每种类型都有其特定的临床表现和病理生理特征。下面将详细说明 SMA 的常见分型及其表现。

#### 1. SMA Ⅰ

SMA Ⅰ是 SMA 中最严重的类型，也被称为 Werdnig-Hoffmann 病。这种类型通常在婴儿期发病，病情进展迅速，患儿通常在出生后 6 个月内出现症状。SMA Ⅰ的特点是运动神经元的严重损伤，导致肌肉无力和运动障碍。其常见的临床表现如下。

（1）肌肉无力：患儿出生后几个月内开始出现肌肉无力和松弛，表现为抬头、抓握和坐立等基本动作困难。随着病情的进展，肌肉无力会逐渐加重，最终导致全身肌肉无力和瘫痪。

（2）呼吸困难：由于呼吸肌无力，患儿可能会出现呼吸困难和气短的症状。在严重病例中，患儿可能需要依靠呼吸机来维持呼吸功能。

（3）运动障碍：患儿通常无法完成基本的发育阶段，如翻身、坐立和站立等。随着病情的进展，患儿可能会完全丧失运动能力。

（4）营养不良：由于吞咽困难和进食困难，患儿可能会出现营养不良和体重下降的情况。

SMA Ⅰ 患儿通常在 1 岁左右因呼吸衰竭和全身肌肉无力而死亡，因此被认为是一种严重的婴幼儿疾病。

2. SMA Ⅱ

SMA Ⅱ 是 SMA 中的中度类型，通常在婴幼儿期发病，病情相对较轻，进展相对缓慢。SMA Ⅱ 的特点是运动神经元的中度损害，导致肌肉无力和运动障碍。其常见的临床表现如下。

（1）肌肉无力：患儿通常在出生后几个月内出现肌肉无力和松弛，但相对于 SMA Ⅰ 来说，病情进展较为缓慢。患儿可能可以坐立和抬头，但在病情进展的过程中，肌肉无力会逐渐加重。

（2）运动障碍：患儿通常无法独立站立和行走，但一些患儿可能能够使用轮椅来辅助行走。在病情进展的过程中，患儿可能会逐渐失去运动能力。

（3）呼吸困难：与 SMA Ⅰ 相比，SMA Ⅱ 的患儿通常在儿童期后期或青少年期才出现呼吸困难的症状。

（4）脊柱侧凸：一些患儿可能会出现脊柱侧凸的表现，需要接受相应的治疗和康复。

SMA Ⅱ 患儿通常能够存活到成年期，但仍然需要依赖轮椅和呼吸支持设备来维持日常生活。

### 3. SMA Ⅲ

SMA Ⅲ是 SMA 中的轻度类型，也被称为 Kugelberg-Welander 病。这种类型的 SMA 通常在儿童期发病，病情相对较轻，进展较为缓慢。SMA Ⅲ的特点是运动神经元的轻度损害，导致肌肉无力和运动障碍。其常见的临床表现如下。

（1）肌肉无力：患儿通常在学龄期前后出现肌肉无力和松弛，但相对于 SMA Ⅰ和 SMA Ⅱ来说，病情进展更为缓慢。患儿通常能够完成基本的发育阶段，如坐立和行走等。

（2）运动障碍：患儿通常能够独立站立和行走，但在病情进展的过程中，可能会逐渐失去运动能力。一些患儿可能需要使用辅助设备来行走。

（3）呼吸困难：SMA Ⅲ的患儿通常在成年期后期出现呼吸困难的症状。

（4）脊柱侧凸：一些患儿可能会出现脊柱侧凸的表现，需要接受相应的治疗和康复。

SMA Ⅲ患儿通常能够存活到成年期，并且能够相对独立地进行日常生活活动。

### 4. SMA Ⅳ

SMA Ⅳ是 SMA 中的成人型类型，通常在成年期发病，病情相对较轻，进展较为缓慢。SMA Ⅳ的特点是运动神经元的轻度损害，导致肌肉无力和运动障碍。其常见的临床表现如下。

（1）肌肉无力：患者通常在成年期出现肌肉无力和松弛，但相对于其他类型的 SMA 来说，病情进展更为缓慢。

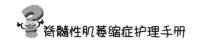

（2）运动障碍：患者通常能够进行日常的生活活动，但在病情进展的过程中，可能会逐渐失去运动能力。一些患者可能需要使用辅助设备来行走。

SMA Ⅳ患者通常能够相对独立地进行日常生活活动，并且通常有正常的寿命。

总之，SMA 根据临床表现和病理生理特征可以分为 SMA Ⅰ、SMA Ⅱ、SMA Ⅲ 和 SMA Ⅳ 四种类型。每种类型都有其特定的发病年龄、病情严重程度和临床表现。了解不同类型 SMA 的特点有助于医生进行早期诊断和干预，并为患者提供个性化的治疗方案，从而改善他们的生活质量。

# 第 2 节　诊断方法和标准

SMA 的诊断主要依赖于临床症状、家族史、实验室检查、基因检测和影像学检查。

## （一）常见的诊断方法

### 1.临床症状

医生会关注患者的症状，如肌肉无力、肌肉萎缩等。典型的表现包括双手活动软弱无力，手的内在肌萎缩，可能出现爪形手或猿手畸形。病情可能逐渐发展到臂、肩、下肢等部位。

### 2.家族史

了解患者的家族史对于诊断具有重要意义。SMA 是一种常染色体隐性遗传病，如果家族中有类似病例，将有助于诊断。

**3.实验室检查**

实验室检查包括血清学指标、肌肉组织检查和特异性分子检查。例如，患者肌肉酶（如肌酸激酶）水平可能升高，肌肉组织检查可以显示肌肉萎缩和神经元变性。

**4.基因检测**

对于SMA Ⅰ～Ⅲ型，可以通过聚合酶链反应（PCR）方法扩增*SMNt*基因的外显子7和外显子8并结合单链构象多态性（SSCP）分析或应用Drai、Ddei作*SMNt*基因外显子7和外显子8的酶来检测。95%～98%被临床确诊为SMA的患者都检测出*SMN1*基因突变。

**5.影像学检查**

如X线检查和肌电图检查。X线检查可以显示肌肉萎缩和骨质疏松，肌电图检查可以显示神经肌肉电活动异常。

## （二）诊断标准

（1）对称性进行性近端肢体和躯干肌肉无力、肌肉萎缩。

（2）家族史符合常染色体隐性遗传方式。

（3）血液肌酸激酶升高。

（4）肌电图提示神经源性受损。

（5）肌肉活检提示前角细胞病变。

具备以上第1～4条或第1、第3～5条者均可诊断为SMA。在诊断过程中，还需要与遗传性运动感觉神经病、脑瘫（肌张力低下型）、重症肌无力等疾病相鉴别。此外，产前基因诊断可以用于预测胎儿是否患有 SMA。产前基因诊断的前提是家族中先证者和携带者的诊断必须明确。产前基因诊断的取材可以来自孕早期绒毛、妊娠中期羊水细胞或胎儿脐血。通过基因连锁分析（如 PCR-SSCP 或 PCR-RFLP）对胎儿的 DNA 进行检测，从而进行产前诊断。

## 第 3 节　遗传咨询与家族遗传史

### （一）遗传咨询

**1. 遗传方式咨询**

SMA 属于常染色体隐性遗传病，遗传概率较高。患者的父母可能都是携带者，但无症状。携带者生育子女时，每次怀孕胎儿有 25% 的概率患病，50% 的概率成为携带者，25% 的概率正常。

**2. 基因检测咨询**

基因检测是诊断 SMA 的重要手段。对于有家族史的患者，基因检测可以帮助确定携带者身份，从而为婚前咨询和生育计划提供依据。对于新生儿和疑似病例，基因检测可以及早诊断，为患者提供合适的治疗和康复方案。

**3. 婚前咨询**

对于即将结婚的夫妇，尤其是有家族史的一方，婚前咨询非常重要。通过遗传咨询，双方可以了解患病风险，制订合适的生育计划，降低患病概率。

4. 产前咨询

对于高风险孕妇，产前诊断可以帮助确定胎儿是否患有 SMA。若检测结果为阳性，家庭可以及时做好心理和生理准备，为孩子的治疗和抚养提供有力支持。

5. 携带者筛查咨询

对于有家族史的家庭，携带者筛查至关重要。筛查可以帮助确定携带者身份，从而为婚前咨询和生育计划提供依据。

6. 治疗与康复咨询

SMA 目前尚无根治的方法，但早期干预和康复治疗可以减缓病情进展，提高患者生活质量。遗传咨询可以指导患者及家庭选择合适的治疗和康复方案。遗传咨询对于 SMA 患者及其家庭非常重要。通过遗传咨询，患者和家庭可以更好地了解病情，制订合适的生育计划，提前预防和应对可能的并发症，提高生活质量。

## （二）风险评估

1. 遗传风险

SMA 是一种常染色体隐性遗传病，*SMN1* 基因突变会导致疾病发生。在普通人群中，*SMN1* 基因携带率为 2.5% ～ 50%，新生儿发病率为 1/10 000 ～ 1/6000。亲属中有 SMA 患者的家庭，遗传风险更高。SMA 早期通常表现为运动发育迟缓，如抬头、坐、爬等动作较晚出现或进展缓慢。随着疾病进展，患者可能出现肌肉无力、肌肉萎缩、呼吸困难等症状。

2. 肢体功能风险

SMA 患者常见的临床表现包括双手活动软弱无力，手的内在肌萎缩，可能出现爪形手、猿手畸形。肌肉无力会逐渐波及邻近肌群，累及臂和肩，再发展到下肢。

3. 呼吸风险

随着病情进展，SMA 患者的呼吸肌可能受累，导致呼吸困难、肺功能减退，甚至呼吸衰竭。这是 SMA 患者死亡的主要原因之一。

4. 营养风险

由于运动功能受限，SMA 患者可能会出现吞咽困难，导致营养不良。此外，长期卧床也可能导致骨质疏松等并发症。

5. 心理健康风险

面对长期的病痛和功能障碍，SMA 患者及其家庭可能会承受巨大的心理压力，包括焦虑、抑郁等心理问题。

SMA 的风险评估涉及遗传、早期症状、肢体功能、呼吸、营养和心理健康等多个方面，针对这些风险，及早诊断、积极治疗、康复训练、心理支持等措施至关重要。同时，普及疾病知识、加强婚前及孕前检查、避免近亲结婚等做法也有助于降低患病风险。

## （三）产前预防

1. 遗传咨询

对于有家族史的家庭，特别是已知有 SMA 的家庭，遗传咨询是非常重要的。遗传咨询师可以向家庭成员提供有关 SMA 的遗传风险、遗传模式、遗传测试和家族规划等方面的信息。这有助于家庭了解患病风险，并做出合理的决策。

## 2. 遗传测试

对于有家族史的家庭，遗传测试可以帮助确定夫妇双方是否携带 SMA 相关基因的突变。如果夫妇双方都是携带者，他们的孩子有 25% 的概率患有 SMA。在怀孕前进行遗传测试可以帮助夫妇做出更加明智的决定，包括是否进行生育、进行生殖医学辅助技术（如体外受精）或者进行胚胎植入前遗传学诊断。

## 3. 胚胎植入前遗传学诊断

对于携带 SMA 相关基因突变的夫妇，植入前遗传学诊断是一种可供选择的方法。植入前遗传学诊断是在体外受精后，在胚胎植入子宫之前对胚胎进行遗传学诊断。只有没有 SMA 相关基因突变的胚胎才会被植入母体。

## 4. 心理咨询

对于已知携带 SMA 相关基因突变或已有患病孩子的家庭，心理咨询非常重要。这可以为家庭成员提供情感支持。

## 5. 产前诊断

对于高风险夫妇，产前诊断可以帮助检测胎儿是否患有 SMA。早期诊断有助于采取相应措施，降低患病风险。

## 第 4 节 综合治疗方法

SMA 目前尚无特效治疗方法，但可以采取一系列综合治疗措施来缓解症状、提高生活质量和支持患者生长发育。SMA 的预后受到多种因素影响，如发病年龄、病情严重程度、治疗措施及个

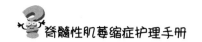

体差异等。早期诊断和治疗可以改善患者的生活质量和预后。目前，针对 SMA 的治疗方法包括药物治疗、呼吸治疗、物理治疗、营养支持、康复训练、手术治疗等。在发达国家，随着医学研究的深入，患者的生活质量和预后得到了显著改善。

## （一）药物治疗

SMA 是一种遗传性神经肌肉疾病，导致肌肉无力和萎缩，严重影响患者的生活质量和寿命。药物治疗主要用于预防和治疗 SMA 的各种并发症。例如，可以使用氨基酸制剂、核酸制剂、维生素、血管扩张剂等药物来缓解肌肉无力和萎缩。诺西那生钠是一种用于治疗 SMA 的药物，是一种反义寡核苷酸药物，通过调控 *SMN2* 基因，促进 SMN 蛋白的产生，从而改善 SMA 患者的症状。诺西那生钠于 2016 年 12 月首次在美国获批上市，是全球首个针对 SMA 的精准靶向治疗药物。尽管诺西那生钠的治疗效果因个体差异而异，但是许多患者在接受治疗后病情得到了显著的改善。在我国，利司扑兰已经进入国家医保药品目录，使患者获益。利司扑兰作为一种口服溶液，可以通过增加 SMN 蛋白的表达来改善 SMA 患者的症状。利司扑兰的中文说明书显示，其适用于治疗 2 月龄及以上的 SMA 患者。用法用量为每日一次，剂量根据患者的年龄和体重进行调整。在使用利司扑兰之前，应由医疗卫生专业人士（包括药师）将其配制成口服溶液。此外，利司扑兰在全球范围内的研究进展也在不断更新。例如，美国食品药品监督管理局已批准利司扑兰用于治疗 2 个月以下的症状前患儿。

## （二）呼吸治疗

**1. 早期干预**

早期进行呼吸治疗有助于改善患者的呼吸功能，防止呼吸衰竭。包括定期进行肺功能检查、康复训练等。

**2. 呼吸锻炼**

针对胸部和腹部的呼吸锻炼可以增强呼吸肌的力量和耐力。这些锻炼包括深呼吸、快速呼吸、吹气球等。

**3. 辅助呼吸设备的使用**

持续气道正压通气机是一种非侵入性呼吸设备，通过给予持续的正压来保持气道通畅，防止睡眠期间呼吸暂停。持续气道正压通气机对 SMA 患者呼吸功能的改善有一定帮助，但并非是针对病因的治疗。双水平气道正压通气机是一种更为先进的呼吸机，提供两种压力水平——吸气压力和呼气压力。这种设备可以帮助患者在呼吸过程中保持气道通畅，减轻呼吸负荷。双水平气道正压通气机适用于病情较严重的 SMA 患者。手动呼吸器是一种便携式呼吸设备，可以用于紧急情况或户外活动。它主要由患者手动操作，通过压缩空气来维持呼吸。手动呼吸器适用于轻度至中度 SMA 患者。对于部分患者，尤其是合并肺部感染或慢性阻塞性肺疾病的患者，可能需要补充氧气。氧气瓶可以为患者提供高浓度氧气，改善缺氧症状。

**4. 气管切开术**

在病情恶化时，患者可能需要进行气管切开术。通过气管切开术，可以将呼吸管道直接连接到患者的气管，辅助患者呼吸。

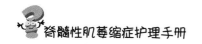

这种方法适用于严重呼吸困难的患者。针对呼吸肌无力的症状，物理治疗师可以指导患者进行呼吸训练，增强呼吸肌力量，提高呼吸功能。

## （三）物理治疗

SMA 物理治疗主要是针对肌肉无力和运动能力减弱的症状而进行的康复锻炼，以延缓病程进展，提高患者的生活质量。

1. 被动运动

物理治疗师可以帮助患者进行被动运动，防止患者肌肉僵硬和关节挛缩。这种运动可以刺激神经肌肉，维持肌肉结构和功能。

2. 主动运动

在病情允许的情况下，患者可以进行适量的主动运动，如拉伸、举重、游泳等。主动运动有助于增强肌肉力量和耐力，改善运动能力。

3. 物理因子治疗

包括电刺激、热疗、冷疗等。这些治疗可以缓解肌肉疼痛，改善血液循环，促进肌肉康复。

4. 按摩

按摩可以放松肌肉，减轻疼痛，促进血液循环，有助于肌肉康复。

5. 适度锻炼

根据个人情况，进行适度锻炼。锻炼有助于增强肌肉力量，延缓病情进展。但需在医生指导下进行，避免过度锻炼导致损伤。

6.预防感染

SMA 患者的免疫力较弱，容易被感染。注意个人卫生，避免去拥挤的地方，及时接种疫苗，以降低感染风险。

7.积极心态

保持乐观、积极的心态，避免过度压力。研究表明，情绪紧张可能影响神经系统功能，加重病情。

## （四）营养支持

营养支持起着至关重要的作用。

1.增加蛋白质摄入

蛋白质是肌肉生长的关键营养素。

2.增加碳水化合物摄入

碳水化合物是能量的主要来源，对于 SMA 患者来说，确保足够的碳水化合物摄入至关重要。

3.保持适当的脂肪摄入

脂肪对于维持正常生理功能至关重要。优先选择富含不饱和脂肪酸的食物，如橄榄油、鱼油和坚果等。

4.补充维生素和矿物质

SMA 患者可能存在营养不良的风险，因此补充维生素和矿物质是很重要的。建议咨询专业医生或营养师，根据个人需求选择合适的营养品。

5.保持水分平衡

水分对于肌肉功能和身体正常代谢至关重要。确保每天摄入足够的水分，以预防脱水。

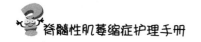

6. 合理饮食

根据个人需求和病情，制订合理的饮食计划。保持健康的饮食习惯，确保摄入足够的营养物质，有助于预防肌肉萎缩。在可能的情况下，尽量保持饮食均衡，包括五大营养素，即蛋白质、碳水化合物、脂肪、维生素和矿物质的合理搭配和摄入。

## （五）康复治疗

康复治疗对 SMA 患者起着重要作用，旨在延缓病程进展，提高患者生活质量和社会适应能力。

1. 早期康复治疗

对于脊髓损伤患者，早期康复治疗有助于预防肌肉萎缩。康复治疗包括理疗、按摩、功能锻炼等，需在医生指导下进行。

2. 职业疗法

帮助患者学会使用辅助器具，提高日常生活能力，包括穿衣、进食、洗漱等。

3. 心理康复

为患者提供心理支持，帮助其应对疾病带来的压力，提高生活质量。对于 SMA 患者及其家庭，心理治疗和心理支持非常重要，有助于应对疾病带来的心理和情感挑战。

4. 康复护理

针对患者的特殊需求，提供个性化的护理服务，包括皮肤护理、肠道护理等。

5. 康复教育

通过讲座、研讨会等形式，提高患者及家属对疾病的认识，增强康复的信心。

## （六）手术治疗

在某些情况下，如肌肉无力或脊柱侧凸等，可以考虑进行手术治疗。

1. 术前评估

进行全面的术前评估，包括心肺功能、营养状况、骨密度，以及肌肉力量和功能。要特别关注呼吸功能，因为 SMA 患者可能存在呼吸肌无力。

2. 麻醉风险

与麻醉团队紧密合作，确保他们了解 SMA 患者的特殊情况。SMA 患者可能对某些麻醉药物有不同的反应，需谨慎使用肌肉松弛剂。

3. 围手术期管理

确保适当的呼吸支持，包括在手术前后使用呼吸辅助设备。通过提前规划和使用预防措施，防止术后并发症，如肺炎和深静脉血栓等。

4. 脊柱手术

脊柱侧凸的患者可能需要进行脊柱矫正手术。手术应由有经验的脊柱外科医生进行，以最大限度地减少风险。

5. 营养支持

确保患者在手术前后有良好的营养状态，这对于愈合和恢复至关重要。如果有必要，可通过营养补充或肠内营养来确保充足的营养摄入。

6.疼痛管理

有效的术后疼痛管理可促进早期活动和康复。

7.术后康复

术后康复计划对于保持和提高患者的功能状态非常重要。物理治疗和职业疗法可以帮助患者恢复肌肉力量和日常活动能力。

8.长期监测

手术后，患者需要定期进行骨骼和肌肉功能的评估。监测可能的长期并发症，如脊柱变形的进一步发展。

9.家庭和患者教育

对家庭成员和患者进行有关手术目的、术后护理要点和潜在风险的宣教。

10.多学科团队合作

手术治疗应该是多学科团队的共同决策，包括神经科医生、骨科医生、麻醉师、呼吸治疗师、营养师和物理治疗师。

在护理 SMA 患者时，要全面关注患者的生理、心理需求，提供个性化护理，在治疗过程中，需要医生、康复师、护士、患者及家属共同参与，形成多学科合作团队，以提高患者的生活质量。

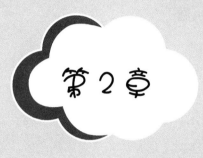

第 2 章

# 患者用药护理

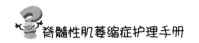
# 第1节　诺西那生钠

## （一）药物机制

诺西那生钠是一种用于治疗 SMA 的药物，诺西那生钠的长度为 18 个核苷酸，它通过将正常 *SMN1* 基因导入患者体内，与 *SMN2* 基因前体 mRNA 上内含子 7 的 ISS-N1 区段互补，将 *SMN2* 基因外显子 7 剪切进入成熟 mRNA，从而转录产生包含外显子 7 的全长 mRNA，改善运动神经元等受累细胞的功能。诺西那生钠的有效性和安全性已经在临床前研究中得到初步证实，并且，在临床试验中，不同类型的 SMA 患者都显示出临床获益且耐受性良好。研究数据表明，诺西那生钠对于 SMA 的治疗显示出了积极的效果。诺西那生钠给药方式主要是鞘内注射给药，通常每隔几个月进行一次治疗。它是首个被美国食品药品监督管理局批准用于治疗儿童和成人 SMA 的药物，现已在全球多个国家或地区上市。在我国，目前它已经进入国家医保药品目录，减轻了患者家庭使用该药的经济负担。

## （二）药品说明

1. 名称

通用名称为诺西那生钠注射液。英文名称为 nusinersen sodium injection。本品为无色澄明液体，用于治疗 SMA。

2. 用法

本品只能由具有 SMA 治疗经验的医生开具处方。应在对个体患者治疗预期获益进行个体化专家评估，并权衡本品治疗的潜在风险后做出治疗决策。出生时出现严重的肌张力减退和呼吸衰竭的患者（尚未对此类患者进行研究），由于重度 SMN 蛋白缺乏，可能无法获得具有临床意义的获益。

3. 剂量

推荐剂量为每次 12 mg（5 mL）。诊断后应尽早开始用本品治疗，于第 0 天、第 14 天、第 28 天和第 63 天给予 4 次负荷剂量，此后每 4 个月给予一次维持剂量。

4. 疗程

应定期评估患者的临床表现和治疗应答，根据患者个体的具体情况决定是否需要继续治疗。

5. 漏用或延迟给药

如果负荷剂量或维持剂量漏用或延迟，应根据表 2-1 中的给药计划给予本品。

6. 给药方法

经腰椎穿刺鞘内给药，治疗应由具有腰椎穿刺经验的医疗专业人员进行。使用脊髓穿刺针，鞘内推注本品，持续 1 ～ 3 分钟。在存在皮肤感染或炎症的区域，不能注射本品。建议在给药前引流与注射药物相同体积的脑脊液。根据患者的临床状况，给予本品时可能需要镇静。可考虑使用超声（或其他成像技术）引导鞘内给药，特别是对于年龄较小的患者和脊柱侧凸患者。制备和给予本品时应采用无菌技术。

表2-1 延迟或遗漏剂量的给药计划

| 延迟或遗漏剂量 | | 给药时间 |
|---|---|---|
| 负荷剂量 | | 尽快给予延迟或遗漏的负荷剂量，两次给药间隔至少14天；并自末次给药开始，在规定的时间间隔内继续后续给药。<br>例如，如果第3个负荷剂量在原计划的30天后即第58天（而不是在第28天）给药，则第4个负荷剂量应在第3个负荷剂量给药后35天后即第93天（而不是在第63天）给药，此后给予每4个月一次的维持剂量 |
| 维持剂量 | 距末次给药时间＞4个月且＜8个月 | 尽快给予延迟的维持剂量，随后根据原计划日期给予下一维持剂量，这两次给药要至少间隔14天；末次给药后4个月给予维持剂量并每4个月重复一次 |
| | 距末次给药时间≥8个月且＜16个月 | 尽快给予遗漏的剂量，并在14天后给予下一剂量；末次给药后4个月给予维持剂量并每4个月重复一次 |
| | 距末次给药时间≥16个月且＜40个月 | 尽快给予遗漏的剂量，并在14天后给予下一剂量，再过14天后给予第3个剂量；末次给药后4个月给予维持剂量并每4个月重复一次 |
| | 距末次给药时间≥40个月 | 按照规定的时间间隔（第0天、第14天、第28天和第63天）给予完整负荷剂量，在末次给药后4个月给予维持剂量并每4个月重复一次 |

7. 药品配制

（1）给药前，应检查诺西那生钠瓶中是否存在颗粒物。如果观察到颗粒物和／或瓶中的液体不是无色澄明的，不得使用该瓶药品。

（2）应采用无菌技术配制诺西那生钠鞘内给药溶液。

（3）给药前，将小瓶从冰箱中取出，在不使用外部热源的情况下，自然使其平衡至室温（25 ℃）。

（4）如果小瓶未开封，溶液未使用，应将其放回冰箱。

（5）给药前，取下塑料盖，将针头插入密封圈中心直至可以见到针尖，然后抽取适当药液，不得稀释诺西那生钠。不需要使用外部过滤器。

（6）吸入注射器后，如果在 6 小时内未使用该溶液，也必须将其丢弃。

（7）任何未使用的产品或废料必须按照当地规定处置。

## （三）鞘内注射诺西那生钠的注意事项

1. 患者术前评估

（1）对患者的病情进行全面评估，包括脊柱侧凸的严重程度、呼吸功能、肌力状况等。这有助于确定手术的适宜性及术前准备工作。

（2）对患者的气道情况进行评估。气道评估对于患有脊柱侧凸的患者尤为重要，以下是可能包括在气道评估中的一些重点内容。

1）患者的气道通畅性：评估患者的气道通畅性，特别是对于呼吸功能受限的患者，需要特别关注气道通畅性和气道管理方面

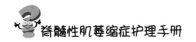

的准备工作。

2）张口度和颈部活动度：检查患者的张口度和颈部活动度，因为这些因素可能会影响气道插管和通气的难易程度。

3）下颌前伸和甲颏距：这些因素也可能影响气道插管和通气的难易程度，因此需要进行评估。

4）术前气道通畅性的综合评估：通过临床检查和影像学评估，全面了解患者的气道情况，包括张口度、颈部活动度、下颌前伸、甲颏距等。

5）气道管理方案：根据气道评估的结果，制订个性化的气道管理方案，包括术前的准备工作和术中的气道管理措施。

（3）进行心肺功能的评估，以确保患者的心肺功能足以应对手术。心肺功能评估对于患有脊柱侧凸的患者也是非常重要的，以下是包括在心肺功能评估中的一些重点内容。

1）呼吸功能评估：评估患者的呼吸功能，包括肺活量、呼吸肌力量等指标。这有助于确定患者的呼吸功能状态，为手术前的准备工作提供依据。

2）心功能评估：通过心电图和超声心动图等检查，评估患者的心脏功能状态，以确保患者的心脏功能足以应对手术。

3）血气分析：进行动脉血气分析，以评估患者的氧合指数和二氧化碳排出情况，帮助了解患者的呼吸功能状态。

4）体能评估：评估患者的体能状况，包括耐力、运动能力等，以确保患者的体能足以承受手术。

5）营养评估：评估患者的营养状况，包括体重、营养摄入情况等，以确保患者在手术前具备足够的营养状态来支持手术和术后康复。

对于需要手术的患者，可能需要进行影像学评估，如 CT、磁共振成像（MRI）等，以帮助医生更好地了解患者的病情，为手术做好准备。具体的术前评估和优化措施可能会根据具体的临床情况和手术类型而有所不同。最终的术前评估和优化措施应由专业医生根据具体情况进行制订。

2.影像学检查

（1）CT 扫描：用于观察脊柱椎体及附件骨质结构，多平面重建及容积成像能够全面显示脊柱的三维结构。CT 扫描在脊柱侧凸患者的评估和手术准备中可起到重要作用。

1）观察脊柱结构：CT 扫描可以用于对脊柱的结构进行观察，包括椎体和附件骨的结构，以评估脊柱的形态和畸形情况。

2）评估椎管和椎间隙：CT 扫描可以用于评估椎管和椎间隙的情况，包括椎管内脊髓和神经根的情况，以帮助确定穿刺的位置和深度。

3）评估脊柱畸形：对于脊柱侧凸患者，CT 扫描可以用于评估脊柱的畸形情况，包括侧凸的程度和影响范围。

4）术前规划：通过 CT 扫描可以进行术前规划，包括确定穿刺的位置和路径，评估椎管和脊髓的情况，以确保手术的准确性和安全性。

5）评估周围结构：CT 扫描还可以用于评估周围结构，包括血管、神经和软组织的情况，以帮助确定穿刺的安全性和准确性。

具体的 CT 扫描内容可能会根据具体的临床情况和手术类型而有所不同。最终的 CT 扫描方案应由专业医生根据具体情况制订。

（2）MRI 检查：可以提供更为详细的脊柱和脊髓的影像，包括横断面和矢状面的图像，有助于评估脊柱和脊髓的情况。MRI 检查在脊柱侧凸患者的评估和手术准备中起到重要作用。

1）评估脊柱和脊髓：MRI 检查可以用于评估脊柱的结构和脊髓的情况，包括椎体、椎间盘、椎管和脊髓的形态和畸形等情况。

2）观察脊柱畸形：MRI 检查可以用于观察脊柱侧凸的程度和影响范围，帮助医生了解患者的具体情况。

3）评估脊髓压迫：MRI 检查可以帮助评估脊髓是否受到压迫，以确定手术的必要性和风险。

4）术前规划：通过 MRI 检查可以进行术前规划，包括确定穿刺的位置和路径，评估脊髓的情况，以确保手术的准确性和安全性。

5）评估周围结构：MRI 检查还可以用于评估周围结构，包括血管、神经和软组织的情况，以帮助确定手术的可行性和安全性。

这些影像学检查和评估有助于医生全面了解患者的脊柱结构、脊髓情况及可能存在的异常，为制订个性化的治疗方案提供重要的参考依据。

3.超声实时引导鞘内穿刺给药

超声检查可以提供实时的影像，对于一些特定情况下的评估，比如在婴幼儿或无法接受 CT 和 MRI 检查的患者中，超声检查可能是更为合适的选择。超声辅助定位及实时引导下鞘内给药是一种医疗技术，用于在进行鞘内注射时帮助医生准确定位和实时引导。这种技术通常用于需要将药物准确注射到脊髓或脑脊液的治疗，比如 SMA 患者进行的诺西那生钠治疗。通过超声成像，医生可以实时观察针头的位置、穿刺间隙，并预估穿刺深度，确保将药物准确注射到目标区域，同时最大限度地减少损伤和并发症发生的风险，可提高手术的精准性和安全性。

（1）准备工作

1）仪器设备：使用成像质量较好的超声仪，对于青少年或成人患者通常选择凸阵探头，而对于婴幼儿和儿童则可选用线阵探头。

2）无菌条件：在穿刺区域进行常规的消毒，如使用碘酒、酒精或碘伏进行消毒，并铺设无菌洞巾。操作者应刷手、穿手术衣、戴无菌手套进行操作。如果实施超声实时引导穿刺时，超声探头及探头导线应以无菌探头套覆盖。

3）穿刺针：选择合适的穿刺针进行穿刺，通常选择具备超声显影功能、19～25G 带针芯的穿刺针。

（2）技术种类

1）经腰椎椎板间隙纵轴矢状倾斜位入路超声实时引导平面内穿刺给药技术：是一种在超声引导下完成腰椎穿刺鞘内注射的技术。在这种技术中，超声探头沿着腰椎的纵轴位放置，然后进行扫描，以便在超声图像中清晰地观察到腰椎椎板间隙的情况。这种技术可以帮助医生准确定位并进行鞘内穿刺给药，从而提高手术的精准性和安全性。

2）经腰椎椎板间隙横轴位入路超声实时引导平面内穿刺给药技术：是一种在超声引导下完成腰椎穿刺鞘内注射的技术。在这种技术中，超声探头沿着腰椎的横轴位放置，然后进行扫描，以便在超声图像中清晰地观察到腰椎椎板间隙的情况。这种技术可以帮助医生准确定位并进行鞘内穿刺给药，从而提高手术的精准性和安全性。

3）经腰椎椎间孔纵轴入路超声实时引导平面内穿刺给药技术：是一种在超声引导下完成腰椎穿刺鞘内注射的技术。在这种技术中，超声探头沿着腰椎的纵轴位放置，然后进行扫描，以便在超声图像中清晰地观察到腰椎椎间孔的情况。这种技术可以帮助医生准确定位并进行鞘内穿刺给药，从而提高手术的精准性和安全性。

4）经颈部寰椎、枢椎椎间隙横轴位入路超声实时引导平面内穿刺给药技术：是一种在超声引导下完成颈部寰椎、枢椎穿刺鞘内注射的技术。在这种技术中，超声探头沿着颈部的横轴位放置，然后进行扫描，以便在超声图像中清晰地观察到寰椎、枢椎椎间隙的情况。这种技术可以帮助医生准确定位并进行鞘内穿刺给药，从而提高手术的精准性和安全性。

超声实时引导鞘内穿刺给药技术的应用可以提高 SMA 患者接受鞘内注射给药的安全性和精准性，减少并发症的发生，同时也可以避免反复的放射线暴露。

4. 术中管理

麻醉科在 SMA 的诊疗管理中扮演着重要的角色。在 SMA 患者的手术和治疗过程中，麻醉科医生需要进行术前评估和术中管理，以确保患者在手术和治疗过程中的安全和舒适。术前评估包括评估患者的基础情况、呼吸功能、心功能、营养状况等，以确定麻醉方案和术前准备工作。术中管理包括麻醉诱导、气道管理、术中监测、镇痛管理等，以确保患者在手术过程中的安全和舒适。此外，麻醉科医生还需要根据患者的具体情况，制订个体化的麻醉方案，并与其他科室的医生和专家进行密切合作，共同制订全面的治疗方案，以确保患者在手术和治疗过程中得到最佳的医疗管理和护理。术中管理对于脊柱侧凸矫形手术可能包括以下内容。

（1）麻醉方式：术中采用全身麻醉 / 局部麻醉，应常规进行脊髓神经电生理监测，以确保手术的安全性和准确性。

（2）气道管理：术中应采用常规单腔气管插管，对于存在困难气道情况的患者，应做好充分的准备，包括安排有处理困难气道经验的麻醉医师并准备相应的气道工具。

（3）术中监测：包括常规监测（心电图检查、无创血压测量、脉搏血氧饱和度检查等）、循环监测（有创动脉血压监测）、体温监测等，以及对特殊情况的监测和处理。

（4）血液管理：术中应重视围手术期血液管理，包括纠正术前贫血、术中应用抗纤维蛋白溶解药物、进行适当的控制性降压、应用术中自体血液回收技术等，以减少术中和术后失血量，降低异体输血率。

（5）关注术中操作对循环、通气的影响：应特别关注手术操作对胸廓的挤压、下腔静脉的压迫等循环和通气方面的影响，及时处理或暂停手术操作至循环稳定后再继续。

### 5. 术后护理

（1）术后监护：根据患者的术前情况、手术范围、创伤大小，以及术中失血、循环和呼吸状况进行综合评估，对于术前肺功能及肌力差的患者，必要时应返回重症监护室继续治疗。术后用自粘性伤口敷料固定并按压15分钟，去枕保持平卧位4～6小时。

（2）术后镇痛：术后疼痛管理是非常重要的，可以采用多模

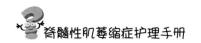

式镇痛技术，包括使用阿片类药物、应用区域麻醉技术和进行局部浸润麻醉，以减轻术后疼痛并促进患者的康复。

（3）康复措施：鼓励患者进行呼吸功能锻炼，加强康复训练，以尽快康复。

（4）血液管理：继续监测患者的血红蛋白水平和凝血功能，警惕术后出血，必要时可予输血治疗。

（5）饮食和营养：对于营养状态异常的患者，应积极改善其营养状况，以帮助其更好地耐受手术麻醉，促进康复。

（6）并发症及其预防措施。

1）穿刺部位感染：为避免穿刺部位感染，应严格遵守无菌操作原则，包括对穿刺部位消毒、使用无菌洞巾、操作者穿无菌手术服等。术后应继续密切监测穿刺部位，及时发现并处理任何感染迹象。

2）出血：术中应加强监测，及时处理术中出血情况。术后应继续监测患者的血红蛋白水平和凝血功能，必要时可进行输血治疗。

3）脊柱侧凸矫形手术相关并发症的预防：术前应对患者的呼吸功能进行综合评估，如进行通气功能检查、血气分析等。术后应密切关注患者的呼吸状况，必要时进行呼吸功能锻炼，以帮助患者安全度过围手术期。

4）脊柱畸形患者的超声引导下鞘内注射给药相关并发症的预防：术前应进行脊柱的 3D-CT 和 MRI 影像学评估，以确定最佳的穿刺路径。术中应根据实际情况选择合适的穿刺针，以确保手术的精准性和安全性。

### （四）现阶段治疗效果

多项国外临床试验及真实世界研究显示，Ⅰ型、Ⅱ型和Ⅲ型SMA患儿在接受诺西那生钠治疗12个月及更长时间后其运动功能可得到不同程度的提升。国外多中心临床研究发现诺西那生钠注射治疗Ⅰ型、Ⅱ型和Ⅲ型SMA患者的不良反应以头痛、背痛、呕吐及发热为主，前三项系腰椎穿刺术后综合征表现，而发热的发生率在治疗组与对照组间差异并无统计学意义，总体提示鞘内给药相对安全。诺西那生钠是一种用于治疗儿童SMA的疾病修正治疗药物。诺西那生钠治疗可以提升SMA患儿的运动功能，同时也有助于改善多系统功能损伤状况。研究结果显示，接受诺西那生钠治疗的SMA患儿的运动功能、营养状态、脊柱侧凸程度及呼吸功能等多系统的状况均得到改善。这些改善在统计学上具有显著性。

因此，诺西那生钠在治疗儿童SMA方面表现出良好的治疗效果，有助于提升患儿的运动功能并改善多系统功能损伤状况。

### （五）药物临床特征

诺西那生钠的安全性评价基于两项在婴儿（CS3B）和儿童（CS4）SMA患者中进行的Ⅲ期临床研究，以及一项在婴儿和儿童（CS7）SMA患者中进行的Ⅱ期研究，还包括经基因检测诊断为SMA的症状前婴儿（CS5）患者及婴儿和儿童SMA患者的开放标签研究。研究CS11入组了婴儿期发作型和迟发型SMA患者，包括已经完成研究CS3B、CS4和CS12的患者。在接受本品的346

例患者（最长达 5 年）中，258 例患者接受了至少 1 年的治疗。以下是一些关于诺西那生钠的临床研究成果。

1. CHERISH 研究

这是一项国际多中心、随机、双盲、对照研究，共纳入 126 例 SMA 患者（包括 Ⅱ 型和 Ⅲ 型）。研究表明，治疗 15 个月后，诺西那生钠组的 Hammersmith 运动功能量表扩展版评分较基线平均提高了 3.9 分，对照组平均下降了 1.0 分。这项研究显示了诺西那生钠对 SMA 患者运动功能的改善。

2. ENDEAR 研究

这是一项国际多中心、随机、双盲对照研究，共纳入 121 例 Ⅰ 型 SMA 患者。治疗 13 个月后，诺西那生钠组的无事件生存率为 61%，对照组为 32%；诺西那生钠组总死亡率较对照组降低 63%。这项研究显示了诺西那生钠对 Ⅰ 型 SMA 患者的生存率和运动功能的改善。

3. 真实世界研究

德国一项前瞻性、多中心观察性队列研究显示，诺西那生钠显著提高患者的 Hammersmith 运动功能量表扩展版评分、6 分钟步行试验评分和上肢模块测试修订版评分。

这些研究结果表明，诺西那生钠在 SMA 患者治疗中取得了积极的效果，特别是在改善运动功能和生存率方面。

## （六）药物不良反应

诺西那生钠不良反应见表 2-2。

表 2-2　诺西那生钠不良反应

| MedDRA 系统器官分类 | MedDRA 首选术语 | 诺西那生钠频率分类 |
| --- | --- | --- |
| 神经系统疾病 | 头痛 | 十分常见 |
| 胃肠疾病 | 呕吐 | 十分常见 |
| 肌肉骨骼与结缔组织疾病 | 背痛 | 十分常见 |

注：CS4 中报告的腰椎穿刺术的相关不良反应（迟发型 SMA），在接受诺西那生钠治疗的患者中的发生率比假手术对照组患者至少高 5%。

　　诺西那生钠治疗 SMA 可能会导致凝血功能障碍、血小板减少症和蛋白尿等不良反应。因此，接受诺西那生钠治疗的患者需要定期检测这些指标，以确保自身安全。如果出现相关症状或异常，应及时向医生报告，并根据医生的建议进行进一步的治疗和管理。如果出现临床指征，建议在应用诺西那生钠前进行血小板和凝血功能检查。此外，有报道称，使用诺西那生钠治疗的患者出现与脑膜炎或出血无关的交通性脑积水，一些患者植入了脑室 - 腹腔分流设备。对意识水平下降的患者应考虑对脑积水进行评价。目前脑室 - 腹腔分流患者使用诺西那生钠治疗的利益和风险尚不清楚，需要仔细考虑维持治疗。

# 第 2 节　利司扑兰

## （一）药物机制

　　利司扑兰是一种用于治疗 SMA 的药物。它被认为通过选择

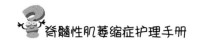

性修饰 *SMN2* 基因前体 mRNA 的剪接，促进外显子 7 的包含，从而提高功能性 SMN 蛋白的水平。SMA 是由 *SMN1* 基因变化（缺失和／或突变）引起的 SMN 蛋白水平降低导致的疾病。利司扑兰的作用机制是通过增加功能性 SMN 蛋白的水平来治疗 SMA。

### （二）给药方式

利司扑兰以液体剂型口服给药或通过饲管（鼻胃管或胃造瘘管）给药。利司扑兰以粉末剂型供应，由医疗卫生专业人士（含药师）将粉末配制成液体药物。对于母乳喂养婴儿在喂食母乳并拍嗝后再给予本品。利司扑兰每日一次，早晨随餐服用，由医生根据患者的年龄和体重确定利司扑兰的日剂量并进行调整。

利司扑兰的推荐剂量确定如下。

＜2 月龄：0.15 mg/kg；

2 月龄至 2 岁：0.2 mg/kg；

≥2 岁，体重≤20 kg：0.25 mg/kg；

≥2 岁，体重≥20 kg：5 mg。

仅医生能调整药物剂量，药剂师分发药物。患者或照护者不得因任何原因自行调整剂量。

### （三）药物配制流程及注意事项

医疗卫生专业人士（含药师）将 60 mg 利司扑兰粉末与纯化水或注射用水混合配制成口服溶液（0.75 mg/mL）。注意无菌操作，操作者应戴口罩、手套、铺无菌巾。

第 1 步：轻击药瓶底部，使粉末变松散。

第2步：向下按住瓶盖，然后逆时针方向拧瓶盖。请勿扔掉瓶盖。

第3步：慢慢地向药瓶内倒入79 mL纯化水或注射用水。

第4步：将药瓶放在桌子上，单手握住药瓶，另一只手将压入式瓶适配器插入瓶口中，然后向下按适配器。确保完全按下适配器，直到适配器紧贴瓶口边缘。

第5步：重新盖上瓶盖。顺时针方向转动瓶盖，以盖紧药瓶。确保瓶盖完全拧紧，然后充分摇晃瓶身15秒，等待10分钟，溶液应澄清。然后，再次充分摇晃瓶身15秒。

第6步：溶液的有效期为配制后64天（注意：配制当天为第0天。如果是4月1日配制的溶液，有效期至6月4日）。在药瓶标签上写上溶液的有效期。然后，将药瓶与喂药器（装于小袋内）、药品说明书和使用方法指导一起放入原包装盒内。将包装盒直立贮藏在冰箱中。

注意：在处理利司扑兰粉末时应谨慎。避免吸入粉末，避免干粉末和液体药物直接接触皮肤或黏膜（如鼻孔和口腔）。如果不慎接触，请用肥皂和清水彻底清洗；用水冲洗眼睛。

### （四）现阶段治疗效果

利司扑兰是一种口服的小分子化合物，其作用机制是直接靶向SMA患者的分子缺陷，使得 $SMN2$ 转录产生包含外显子7的全长 $SMN2$ mRNA，从而增加功能性SMN蛋白的产量。这种作用机制有望对中枢神经系统和外周肌肉等组织产生影响，从而为患者带来更大的临床效益。

利司扑兰临床前研究显示，在一定的暴露水平下其可以使体外实验体系和转基因动物模型的 SMN 蛋白水平升高至用药前的 2 ～ 3 倍。此外，利司扑兰的毒理学研究发现其对骨髓、消化道、皮肤 / 眼睑和睾丸都有毒性，但在无不良事件水平下的血浆暴露值与人类临床试验制定的暴露上限相近。利司扑兰临床试验包括 I 期试验、物质平衡试验、药物间相互作用试验、FIREFISH 研究和 SUNFISH 研究，这些试验提供了关于利司扑兰的药代动力学、药效学、安全性和有效性的全面数据。

### （五）药物不良反应

由于各项临床试验是在不同情况下进行的，所以无法将某种药物在临床试验中观察到的不良反应发生率与另一种药物在临床试验中观察到的进行直接比较，而且临床试验中的不良反应发生率可能无法反映临床实践中实际观察到的发生率。

在婴儿型 SMA 患者中，利司扑兰的常见不良反应为发热（54.8%）、皮疹（29.0%）和腹泻（19.4%）。

在迟发型 SMA 患者中，利司扑兰的常见不良反应为发热（21.7%）、头痛（20.0%）、腹泻（16.7%）和皮疹（16.7%）。

在婴儿型 SMA 患者和迟发型 SMA 患者中，上述不良反应的发生并没有明确的时间或临床模式，并且在持续进行利司扑兰治疗的情况下，这些不良反应一般可以缓解。

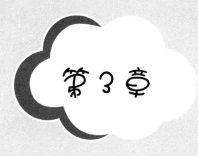

# 第 3 章

# 患者骨骼及关节的护理

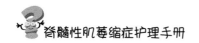

# 第 1 节　骨骼健康的评估

　　SMA 是一种罕见的遗传性疾病，主要影响婴儿和儿童的运动神经元。这种疾病会导致肌肉的萎缩和无力，SMA 患者通常会出现骨骼健康问题，包括骨折、骨密度减少和脊柱侧凸等。患者通常会在出生后不久就出现症状，因此对于患有 SMA 的患者来说，骨骼健康评估尤为重要。及早进行骨骼健康评估可以帮助医生了解患者的骨骼状况，制订相应的治疗计划，以减少骨骼问题对患者生活质量的影响。

## （一）患者骨骼健康评估内容

### 1. 骨密度测量

　　骨密度是评估骨质量的重要指标，可以通过骨密度测量仪进行测量。骨密度测量仪包括双能 X 线吸收法（DEXA）、CT 和定量 CT 等。其中，DEXA 是目前最常用的骨密度测量方法。骨密度测量可以帮助医生评估骨质量（特别是脊柱和髋部的骨密度），及时发现骨质量下降的情况，采取相应的预防和治疗措施。

### 2. 骨质量评估

　　除了骨密度，对 SMA 患者的骨质量进行全面评估也是必要的。骨质量还包括骨量、骨体积和骨形态等方面。评估骨质量可以帮助医生更好地了解患者骨骼的整体情况，预防和治疗骨质疏松和骨折。评估骨质量的方法包括骨密度测量、骨形态测量、骨代谢标志物测量等。通过进行骨密度测量、骨形态测量和其他相关检查，可以更好地了解患者的骨骼整体情况，及时发现骨质量下降的迹象，并采取相应的预防和治疗措施。

3. 骨代谢评估

SMA 患者骨代谢可能由于肌肉无力和运动功能受损而被影响。因此，骨代谢评估对于这类患者也是非常重要的。骨代谢是指骨组织的生物化学过程，包括骨吸收和骨形成两个方面。骨代谢评估可以通过测量血液中的骨代谢标志物来了解患者的骨代谢情况。常用的骨代谢标志物包括碱性磷酸酶、骨钙素、尿中的胶原交联物等。骨代谢评估可以帮助医生了解患者的骨代谢情况，及时发现骨代谢异常的情况，有助于采取相应的预防和治疗措施，保护患者的骨骼健康。

4. 骨力学评估

骨力学评估可以帮助医生了解 SMA 患者的骨骼力学性能（包括骨的强度、韧度和弹性等方面），预测骨折风险，并采取相应的预防和治疗措施。骨力学评估可以通过计算机模拟、力学实验等方法进行。

5. 骨质疏松风险评估

骨质疏松是一种常见的骨骼疾病，对于 SMA 患者来说，骨质疏松的风险可能会增加。因此，对于这类患者，需要进行骨质疏松风险评估，包括评估患者的骨密度、骨代谢、家族史、年龄、性别、体重指数等因素，来确定患者的骨质疏松风险。及时评估骨质疏松风险有助于医生采取预防和治疗措施，降低患者的骨折风险。

综上所述，SMA患者的骨骼健康评估包括骨密度测量、骨质量评估、骨代谢评估、骨力学评估和骨质疏松风险评估等方面。医生应根据患者的具体情况选择合适的评估方法，及时发现骨骼问题，采取相应的预防和治疗措施，保护患者的骨骼健康。

## （二）患者骨骼健康评估方法

骨骼健康评估的方法包括临床评估、影像学检查和实验室检查。在临床评估中，医生会对患者进行身体检查，观察患者的骨骼状况，包括骨骼畸形、骨折情况等。影像学检查包括X线检查、骨密度检测和骨质疏松的检查。

### 1.病史采集

包括患者的症状、疾病进展情况、饮食习惯、日常户外活动情况等。特别需要关注患者是否有维生素D摄入不足的可能原因，比如饮食不均衡、缺乏阳光照射等。

### 2.体格检查

包括检查患者的身高、体重、骨骼情况、肌肉情况等。特别需要关注患者是否有骨骼疼痛、易骨折等症状。

### 3.影像学检查

包括X线检查、骨密度检查、MRI检查等，用于评价患者的骨骼情况，特别是骨密度和骨折情况。

### 4.实验室检查

根据实验室检查结果和患者的具体情况，制订合理的维生素D补充方案。需要注意维生素D的剂量和剂型选择，以及补充的时间和持续周期。

# 第 2 节 维生素 D 及骨密度的评估

SMA 是一种遗传性疾病，主要表现为肌肉无力和萎缩，可能对骨骼健康产生负面影响。因此，对 SMA 患儿的

（包括维生素 D 及骨密度的评估）非常重要。以下将详细介绍 SMA 患儿维生素 D 及骨密度的评估内容，包括评估方法、意义、临床应用等方面。

## （一）维生素 D 评估

1. 维生素 D 的重要性

维生素 D 是维持骨骼健康所必需的营养素，它在骨骼形成和维持中起着关键作用。对于 SMA 患儿来说，肌肉无力和运动功能受损可能导致日常户外活动减少，从而影响维生素 D 的合成和代谢。因此，维生素 D 的评估对于这类患儿非常重要。

2. 维生素 D 的评估方法

（1）血清 25- 羟维生素 D 浓度测定：血清 25- 羟维生素 D 是评估体内维生素 D 水平的最常用指标。通常采用免疫测定法或高效液相色谱法测定血清中的 25- 羟维生素 D 浓度，正常值为 30 ～ 100 ng/mL。

（2）骨密度测定：骨密度也可以间接反映维生素 D 水平。维生素 D 不足会导致骨密度下降，因此骨密度测定可以作为维生素 D 评估的辅助指标。

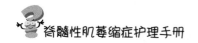

### 3. 维生素 D 的临床意义

维生素 D 不足或缺乏可能导致骨质疏松、骨软化症等骨骼疾病，增加骨折风险。对于 SMA 患儿来说，维生素 D 的充足摄入和合成对于骨骼健康至关重要。评估维生素 D 可以帮助医生及时发现维生素 D 不足的患儿，采取相应的补充措施，预防骨骼健康问题。

### （二）骨密度评估

#### 1. 骨密度的重要性

骨密度是评估骨骼健康的重要指标，它反映了骨骼的密度和强度。对于 SMA 患儿来说，肌肉无力和运动功能受损可能导致骨密度下降，增加骨折风险。对于 SMA 患者来说，骨密度降低是常见的问题，定期进行骨密度评估可以帮助预防骨折等骨骼问题。

#### 2. 骨密度的评估方法

（1）DEXA：DEXA 是目前最常用的骨密度测定方法，可以准确测量骨密度，并据此评估骨质疏松的风险。

（2）其他影像学检查：除了 DEXA，还可以通过骨量测定、骨形态测定等影像学检查来评估骨密度。

（3）骨密度评估可以通过骨密度检测仪来进行：这种检测可以帮助医生了解患者的骨密度情况，及早发现骨密度减少的情况，从而采取相应的治疗措施。

#### 3. 骨密度的临床意义

骨密度的下降可能会增加 SMA 患儿的骨折风险，严重影响患儿的生活质量。因此，对于这类患儿，及时评估骨密度，发现骨密度下降的迹象，采取相应的预防和治疗措施，对于保护患儿的骨骼健康非常重要。

### （三）综合评估及临床应用

综合评估维生素 D 及骨密度可以帮助医生全面了解 SMA 患儿的骨骼健康状况，及时发现骨骼问题，采取相应的预防和治疗措施。通过综合评估，医生可以制订个体化的治疗方案，包括维生素 D 的补充、饮食调整、运动指导等，以保护患儿的骨骼健康，提高生活质量。综上所述，SMA 患儿维生素 D 及骨密度的详细评估包括维生素 D 的浓度测定、骨密度的测定等方面。

# 第 3 节　骨质疏松的护理

对于 SMA 骨质疏松患者，护理是非常重要的，可以帮助他们减轻症状，改善生活质量。以下是对 SMA 骨质疏松患者的详细护理建议，包括饮食护理、运动护理、药物治疗护理和生活护理等方面。

### （一）饮食护理

1. 补充钙

骨质疏松患者应该摄入足够的钙，以增加骨密度。建议每天摄入 1000 ～ 1200 mg 的钙，可以通过食物摄入或者补充钙片来实现。常见的富含钙的食物包括奶制品、豆类、坚果、鱼类等。

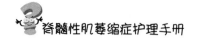

## 2. 补充维生素 D

维生素 D 有助于促进钙的吸收和利用，对于骨质疏松患者也非常重要。建议每天摄入 600 ～ 800 IU 的维生素 D，可以通过食物摄入或者口服维生素 D 补充剂来实现。常见的富含维生素 D 的食物包括鱼肝油、鸡蛋、牛奶等。

## 3. 控制钠摄入

高钠饮食会增加钙的排出，加重骨质疏松的症状。因此，骨质疏松患者应该控制每天钠的摄入量，建议不超过 2300 mg。

## 4. 补充蛋白质

蛋白质是维持骨骼健康的重要营养素，骨质疏松患者应该保证足够的蛋白质摄入，可以通过食用肉类、鱼类、蛋类、豆类等食物来实现。

## 5. 补充其他微量元素

除了钙、维生素 D 和蛋白质，骨质疏松患者还需要适量摄入其他微量元素，如镁、锌、铜等，以维持骨骼的健康。

## （二）运动护理

### 1. 有氧运动

有氧运动可以提高心肺功能，增强身体的耐力和灵活性。对于 SMA 骨质疏松患者来说，选择适当的有氧运动可以帮助他们保持肌肉和骨骼的健康，如散步、跑步、游泳等有氧运动，每周进行 3 ～ 5 次，每次 30 分钟以上。

### 2. 抗阻力运动

抗阻力运动可以增强肌肉力量，减轻骨骼负担，有助于预防骨折。SMA 骨质疏松患者可以选择举重、俯卧撑、引体向上等抗阻力运动，每周进行 2 ～ 3 次，每次 20 ～ 30 分钟。

3. 柔韧性训练活动

柔韧性训练活动可以增加关节的灵活性，减少运动损伤。SMA 骨质疏松患者可以选择瑜伽、普拉提等柔韧性训练活动，每周进行 2 ～ 3 次，每次 30 ～ 60 分钟。

## （三）药物治疗护理

1. 钙剂和维生素 D 补充剂

对于骨质疏松患者，医生可能会建议口服钙剂和维生素 D 补充剂来补充钙质及促进钙的吸收和利用。

2. 抗骨质疏松药物

在严重的骨质疏松情况下，医生可能会考虑使用抗骨质疏松药物，如双膦酸盐类药物、雌激素类药物等来增加骨密度，减少骨折发生的风险。

## （四）生活护理

1. 避免长时间卧床

长时间卧床会导致肌肉萎缩和骨质疏松加重，SMA 骨质疏松患者应该尽量避免长时间卧床，保持适当的身体活动。

2. 避免过度劳累

过度劳累会导致肌肉疲劳和骨骼负担增加，SMA 骨质疏松患者应该避免过度劳累，合理安排工作和生活。

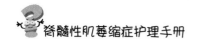

**3.避免跌倒**

跌倒是骨折的主要原因之一，SMA骨质疏松患者应该注意安全，避免跑跳、穿高跟鞋等行为，保持室内干燥、整洁，可以考虑使用助行器或者其他辅助工具。

**4.戒烟限酒**

烟草和酒精会加重骨质疏松，SMA骨质疏松患者应该戒烟限酒，保持健康的生活方式。

需要注意的是，对于每个患者来说，护理方案应该是个性化的，应该根据患者的具体情况和医生的建议来制订。

# 第4节 脊柱侧凸的综合护理

SMA是一种罕见的遗传性疾病，会导致肌肉萎缩和无力。患者常会面临脊柱侧凸的问题。因此，护理SMA患者的脊柱侧凸是非常重要的。

## （一）姿势和体位护理

**1.姿势纠正**

脊柱侧凸患者需要注意保持正确的坐姿和站姿，避免保持长时间的不正确姿势，尤其是弯曲和扭转的姿势。护理人员应帮助患者纠正姿势，保持脊柱的正常生理曲度。

**2.体位转换**

脊柱侧凸患者需要定期进行体位转换，避免长时间保持同一体位，特别是长时间的坐姿。护理人员应指导患者进行适当的体位转换，减少脊柱受力不均等问题。

3. 睡眠姿势

对于脊柱侧凸患者，正确的睡眠姿势非常重要。护理人员应指导患者选择合适的睡眠姿势，如侧卧睡姿，并使用合适的枕头和床垫，以减轻脊柱的压力。

## （二）运动和锻炼护理

1. 牵引和舒展

脊柱侧凸患者可以进行适当的牵引和舒展运动，以减轻脊柱的压力和改善脊柱的柔韧性。护理人员应指导患者进行适当的牵引和舒展运动，避免过度的运动和受力。

2. 脊柱支撑

脊柱侧凸患者可以进行一些脊柱支撑训练，如核心肌群的锻炼，以增强脊柱的稳定性和支撑力。护理人员应设计合适的脊柱支撑训练计划，帮助患者维持脊柱的正常生理曲度。

## （三）营养和饮食护理

1. 钙和维生素 D

脊柱侧凸患者需要足够的钙和维生素 D，以促进骨骼健康和减缓骨质疏松的发展。护理人员应指导患者摄入富含钙和维生素 D 的食物，或根据医嘱进行药物补充。

2. 蛋白质

蛋白质对于脊柱侧凸患者的骨骼健康也非常重要。护理人员

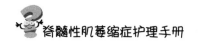

应确保患者摄入含有丰富蛋白质的食物。

## （四）定期随访和评估

### 1.定期复诊

脊柱侧凸患者需要定期进行脊柱X线检查和复诊，以评估病情的变化和矫正效果。护理人员应协助患者进行定期的复诊和评估。

### 2.病情观察

护理人员应密切观察脊柱侧凸患者的病情变化，包括脊柱畸形的程度、疼痛情况和功能障碍等，及时发现并处理异常情况。

## （五）康复护理

### 1.矫正治疗

对于脊柱侧凸患者，可能需要进行矫正治疗，如矫形外科手术或矫形器治疗。护理人员应协助患者进行矫正治疗的术前准备和术后护理。

### 2.康复训练

脊柱侧凸患者术后需要进行康复训练，包括脊柱功能锻炼和日常生活技能训练。护理人员应设计合适的康复训练计划，帮助患者尽快康复。

综上所述，对于SMA患者的脊柱侧凸，需要进行综合的护理，包括体位和姿势管理、营养支持、运动治疗、日常生活护理、定期复诊和监测及家庭护理指导等方面的工作。这些措施可以延缓脊柱侧凸的发生和发展，提高患者的生活质量。

# 第 5 节　脊柱侧凸的支具治疗

对于 SMA 患儿，脊柱侧凸是一种常见的并发症，对患儿的生活质量和健康状态可产生严重影响。支具治疗是一种重要的康复护理手段，可以有效延缓脊柱侧凸的发生和发展。在进行支具治疗的同时，还需要进行详细的护理工作，包括支具的选择和使用、日常生活护理、定期复诊和监测等方面的工作。

## （一）支具的选择和使用

### 1. 选择合适的支具

针对 SMA 患儿的脊柱侧凸，支具的选择非常重要。一般来说，支具可以分为矫形支具和功能支具两类。在选择支具时，需要考虑患儿的年龄、病情严重程度、脊柱侧凸的角度和类型等因素，以及患儿的日常生活活动和康复需求。通常情况下，应选择轻便、舒适、透气性好的支具，以便患儿能够长时间佩戴并进行日常活动。

### 2. 正确使用支具

正确使用支具对于预防和减轻脊柱侧凸至关重要。在使用支具时，需要确保支具的合适性和正确性。支具应该紧密贴合患儿的身体，使患儿保持正确的姿势和体态。同时，需要定期检查支具的使用情况，确保支具的稳固性和有效性。

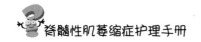

## （二）日常生活护理

### 1. 体位管理

定期帮助患儿进行体位转换，避免长时间保持同一姿势。避免长时间仰卧或侧卧，避免长时间的弯腰、侧倾等不良姿势。根据患儿的具体情况，制订合适的体位管理方案，确保患儿的脊柱得到充分的支撑和保护。

### 2. 皮肤护理

支具使用会增加患儿的皮肤受压风险，因此需要加强皮肤护理工作。定期检查患儿的皮肤情况，预防和处理皮肤受压、破损等问题。支具应该具有透气性和舒适性，以减少皮肤受压的风险。

### 3. 日常活动

支具治疗并不意味着患儿需要完全静卧，相反，适当的日常活动对于患儿的康复非常重要。在支具的帮助下，患儿可以进行一些适当的活动，增强肌肉力量，改善姿势和体态，延缓脊柱侧凸的发生和发展。

## （三）定期复诊和监测

### 1. 定期复诊

支具治疗需要定期进行复诊，以评估支具的使用效果，及时调整支具的设计和使用方法。定期复诊也可以及时发现和处理脊柱侧凸的问题，确保患儿的脊柱得到有效的支持和保护。

### 2. 监测

除了定期复诊外，还需要定期监测患儿的脊柱情况。通过 X

线检查等手段，监测脊柱侧凸的角度和发展情况，及时调整支具的使用方案。

### （四）家庭护理指导

1. 支具使用指导

为家庭成员提供支具使用的详细指导，包括支具的佩戴方法、日常护理、注意事项等内容，确保家庭成员能够正确使用和管理支具。

2. 日常护理指导

为家庭成员提供日常护理的指导，包括体位管理、皮肤护理、日常活动等方面的知识，帮助他们更好地照顾患儿。

总之，脊柱侧凸的支具治疗可以有效延缓脊柱侧凸的发生和发展，提高患儿的生活质量。家庭成员需要密切配合医生和康复人员的工作，共同守护患儿的脊柱健康。

## 第 6 节 脊柱侧凸围手术期的护理

脊柱侧凸手术是一种常见的脊柱外科手术，用于治疗严重的脊柱侧凸，手术后的围手术期护理对于患者的康复至关重要。围手术期护理包括手术前、手术中和手术后的护理。以下是关于脊柱侧凸围手术期护理的详细内容。

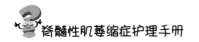

## （一）手术前的护理

### 1. 术前交流

在手术前，护理人员需要与患者和家属进行充分沟通，解释手术的过程和注意事项，帮助患者和家属了解手术的风险和可能的并发症。

### 2. 体格检查

护理人员需要对患者进行全面的体格检查，包括心肺功能、神经系统状况等方面的评估，以确保患者手术前身体状况良好。

### 3. 心理护理

手术前，护理人员需要对患者进行心理护理，帮助患者缓解紧张和焦虑情绪，增强对手术的信心。

### 4. 饮食和排便

手术前，护理人员需要对患者的饮食和排便进行管理，确保患者在手术前保持良好的营养状态且排便通畅。

### 5. 皮肤护理

护理人员需要对患者的皮肤进行检查和护理，预防术前皮肤感染的发生。

### 6. 术前准备

护理人员需要协助医生进行手术前的准备工作，包括手术部位消毒、手术器械准备等。

## （二）手术中的护理

1. 术中协助

护理人员需要在手术中协助医生进行操作，包括为医生递送手术器械、维持手术场的清洁和无菌状态等，确保手术过程顺利进行，避免手术并发症的发生。

2. 监测患者状况

护理人员需要在手术中对患者的生命体征进行监测，包括心率、血压、呼吸等，及时发现和处理术中的异常情况。

3. 保持患者体温稳定

护理人员需要在手术中采取措施，保持患者体温的稳定，避免术中低体温对患者的不良影响。

## （三）手术后的护理

1. 术后第 1 天的护理

（1）观察患者的生命体征，包括血压、心率、呼吸、体温等，及时发现异常情况并处理。

（2）给予患者镇痛药物和抗生素，控制疼痛，预防感染。

（3）给予患者液体和营养支持，保持水、电解质平衡和良好的营养状态。

（4）帮助患者进行呼吸康复训练，预防呼吸道感染和肺部并发症。

（5）帮助患者进行早期床边活动，如翻身、坐起等，预防静脉血栓和肌肉萎缩。

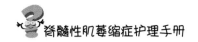

2. 术后第 2 天至第 7 天的护理

（1）继续观察患者的生命体征，及时发现并处理异常情况。

（2）给予患者镇痛药物和抗生素，根据患者的疼痛程度和感染风险进行调整。

（3）继续给予患者液体和营养支持，保持水、电解质平衡和良好的营养状态。

（4）继续进行呼吸康复训练，预防呼吸道感染和肺部并发症。

（5）帮助患者进行早期床边活动，逐渐增加活动量，预防静脉血栓和肌肉萎缩。

（6）检查伤口，观察伤口愈合情况，及时更换敷料。

（7）给予患者心理支持，帮助患者缓解焦虑和恐惧情绪。

3. 术后第 8 天至出院的护理

（1）继续观察患者的生命体征，及时发现并处理异常情况。

（2）根据患者的病情和手术效果，逐渐减少镇痛药物和抗生素的使用。

（3）继续给予患者液体和营养支持，保持水、电解质平衡和良好的营养状态。

（4）继续进行呼吸康复训练，预防呼吸道感染和肺部并发症。

（5）帮助患者进行适当的康复训练，如行走、上下楼梯等，促进康复。

（6）给予患者心理支持，帮助患者逐渐恢复自信和自尊心。

（7）对患者进行出院指导和教育，包括伤口护理、饮食、活动等方面的注意事项。

总之，脊柱侧凸围手术期的护理需要全方位、个性化地进行，以确保患者的安全和康复效果。首先，护理人员需要密切观察患者的病情和生命体征，及时发现和处理异常情况，给予患者镇痛药物和抗生素，控制疼痛，预防感染。其次，需要帮助患者进行呼吸康复训练、早期床边活动等，促进患者的康复。最后，出院前需要对患者进行出院指导和教育，帮助患者逐渐恢复自理能力和自信心。

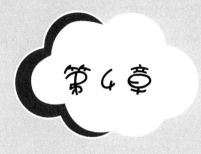

# 患者营养支持

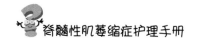

## 第1节 营养评估

### （一）患者营养状况评估

SMA患者的营养状况评估是一个多步骤的过程，包括对患者的体格、饮食历史、生化指标和身体功能的评估。下面将对营养评估的关键步骤进行叙述。

1. 初始评估与病史收集

收集患者的基本信息，包括年龄、性别、疾病类型（Ⅰ型、Ⅱ型、Ⅲ型或Ⅳ型）和病程。了解患者的病史，包括诊断史、治疗史、药物使用情况和过去的营养状况。询问患者的饮食习惯、食物偏好和不耐受性，以及他们的食欲和进食频率。

2. 体格测量

测量患者的体重和身高，并计算体重指数。对于儿童患者，要使用儿童生长曲线来评估他们的体重和身高是否处于正常范围。在可能的情况下，测量身体组成，如肌肉量和脂肪比例。

3. 生化指标

通过血液检测评估营养相关的生化指标，如血红蛋白、血清蛋白（白蛋白、前白蛋白）、血清铁、维生素D和B族维生素水平等。检测电解质（如钠、钾、氯、钙和磷）水平，以及肝肾功能指标。

### 4.膳食评估

使用食物频率问卷、24 小时膳食回顾或食物日记来评估患者的实际膳食摄入。分析患者的能量、蛋白质、脂肪、碳水化合物、纤维素、维生素和矿物质的摄入是否符合推荐的摄入量。

### 5.功能性评估

评估患者的吞咽能力和消化吸收功能，以及他们是否能自主进食。对于以饲管进食的患者，评估饲管的类型、位置，喂养方案和患者耐受性。

### 6.其他考虑

考虑患者的活动水平和能量消耗，因为 SMA 患者的肌肉活动受限可能会影响他们的能量需求。注意患者是否存在其他并发症，如骨质疏松或心脏疾病，这些疾病可能会影响营养状况和营养需求。

## （二）营养不良的风险因素

SMA 患者可能面临营养不良的风险，风险因素如下。

### 1.吞咽困难

SMA 患者可能会有吞咽障碍，这会使得进食困难，增加误吸的风险，并可能导致营养摄入不足。

### 2.肌肉无力

肌肉无力会影响咀嚼能力，这可能会限制患者的食物选择，尤其是难以咀嚼和吞咽的食物。

### 3.肺功能减退

SMA 患者可能存在肺功能问题，这会影响他们的呼吸，进而

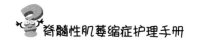

影响进食和消化。

4. 能量需求改变

由于活动量减少，SMA 患者的能量需求可能会降低，但是他们也可能需要额外的营养来维持健康的体重和支持代谢。

5. 胃肠道功能障碍

如便秘或胃排空延迟等胃肠道问题可能影响食物的消化和营养的吸收。

6. 营养素利用率下降

由于肌肉萎缩和代谢改变，SMA 患者对某些营养素的利用率可能不如健康个体。

7. 饲管喂养的问题

一些 SMA 患者可能需要通过鼻胃管或胃造瘘管进食，这可能导致营养不平衡或喂养并发症。

8. 食物选择有限

儿童 SMA 患者可能会有挑食行为，成人患者可能因为吞咽困难而限制食物选择，这都可能导致营养素摄入不足。

9. 社会经济因素

家庭的经济状况、获取特殊食品的能力和营养知识的缺乏都可能影响 SMA 患者的营养状况。

10. 心理社会因素

慢性疾病的心理压力可能影响患者的食欲和进食，而家庭和社会的支持可能对营养状况有积极影响。

11. 药物不良反应

治疗 SMA 的某些药物可能会影响食欲或营养吸收。

12.活动能力限制

SMA患者的活动能力受限可能导致体重过低或过高，这可能会进一步影响营养状况。

## （三）体重和身高监测

监测SMA患者的体重和身高对于评估他们的营养状况、生长发育和整体健康至关重要。以下是详细的步骤和建议，以确保对SMA患者进行准确和适当的体重和身高监测。

1.确定监测频率

咨询医疗团队以确定监测的最佳频率。通常，对儿童的体重和身高应该进行更频繁的监测，以跟踪他们的生长发育情况。

2.选择合适的设备

使用适当的测量工具。对于无法站立的SMA患者，使用轮椅秤或特殊的床秤来测量体重，使用可延伸的测量带或便携式身高测量板测量身高。

3.测量体重

确保在每次测量时都使用相同的秤，以便结果具有可比性。如果使用轮椅秤，首先测量轮椅的重量，然后测量患者和轮椅的总重量，最后减去轮椅的重量以获得患者的净体重。尽量在一天的相同时间进行测量，最好是在早晨，处于空腹状态，且在排尿后。

4.测量身高

对于无法站立的患者，应该让他们平躺，使用软尺从头顶到脚底进行测量。确保在测量过程中头部、躯干和腿部保持在一条

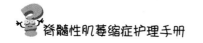

直线上。测量时应该尝试让患者的身体尽可能伸直，避免弯曲关节或脊柱弯曲影响测量结果。记录测量结果时，应确保读数的准确性，最好重复测量几次以确保一致性。

5. 记录和跟踪改变

将每次测量的体重和身高记录在病历或生长图表中，以便跟踪长期趋势。或者考虑到 SMA 患者可能有不同的生长模式，使用适合 SMA 患者的生长曲线或标准参考值。

6. 评估和调整

与营养师或医疗团队一起评估监测结果，以确定是否需要调整饮食或治疗计划。患者如果发现体重或身高的变化超出预期，应及时与医生沟通，以便进行进一步的评估和管理。对于体重不足的患者，可能需要增加能量摄入以促进体重增加；对于超重或肥胖的患者，则可能需要减少能量摄入。

## （四）营养相关实验室指标

对于 SMA 患者而言，营养状况的评估和监测是至关重要的。实验室指标可以帮助医疗团队评估患者的营养状况，监测营养干预的效果，并及时调整营养治疗计划。以下是一些常见的营养相关实验室指标。

1. 全血细胞计数

用于检查贫血的迹象，贫血是营养不良，特别是铁、维生素 $B_{12}$ 或叶酸缺乏的一个标志。

2. 血清蛋白质水平

低白蛋白水平可能表明长期蛋白质缺乏或营养不良。前白蛋白和转铁蛋白是较为敏感的营养状态指标，可以反映短期营养摄入的变化。

3. 电解质水平

包括钠、钾、氯、钙和磷等，电解质失衡可能与营养不良有关。

4. 肝功能测试

包括丙氨酸转氨酶、天冬氨酸转氨酶、碱性磷酸酶等，这些指标异常可能与营养不良或特定营养素缺乏有关。

5. 维生素和矿物质水平

检测维生素 D、维生素 $B_{12}$、叶酸、铁、锌等营养素的水平，这些指标有助于评估特定营养素的缺乏情况。

6. 尿素氮和肌酐

可以帮助评估肾功能和蛋白质代谢。

7. 胰腺酶

对于某些 SMA 患者，可能需要监测胰腺功能，因为胰腺功能不全可能影响营养素的消化和吸收。

8. 炎症标志物

如 C 反应蛋白，这些标志物可能在营养不良时升高。

## （五）其他考虑因素

1. 基础代谢率估算

基础代谢率是指人体在静息状态下（非睡眠状态）维持基本生理功能最低的能量消耗。可以使用 Harris-Benedict 方程或 Mifflin-St Jeor 方程等标准方程来估算基础代谢率。

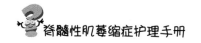

2. 活动水平调整

根据患者的活动水平，将基础代谢率乘以相应的活动系数。SMA 患者的活动系数可能比健康个体更低，因为他们的运动能力可能受限。活动系数的范围通常在 1.2（卧床不活动）到 2.5（非常活跃）之间。

3. 疾病严重程度的影响

SMA 的不同类型和疾病的不同阶段可能影响患者的能量需求。更严重的 SMA 类型（如 I 型）可能需要更少的能量，因为肌肉活动减少。

4. 其他医疗条件和治疗的影响

某些 SMA 患者可能有其他并发症或正在接受特定治疗，这些因素也可能影响能量需求。

5. 动态监测，及时调整

能量需求的计算应该是动态的，需要根据患者的生长、健康状况和营养状况定期调整。监测患者的体重和身体成分，以及他们对营养干预的反应，可以帮助调整能量摄入。

6. 专业指导

计算 SMA 患者的能量需求应该在营养专家、神经科医生或儿科医生的指导下进行，以确保计算准确，满足患者的个体化需求。

对于 SMA 患者而言，合适的饮食是管理疾病的关键组成部分。SMA 患者的肌肉功能减弱，可能会影响他们的进食能力和消化吸收。因此，饮食建议应该个性化，并由医疗专业人员，如营养师、神经科医生或儿科医生来提出。

# 第 2 节　能量需求与摄入

## （一）能量需求的计算

SMA 患者的能量需求可能低于健康个体，因为他们的运动量较少。应该定期评估患者的能量需求，并根据其体重、活动水平和健康状况进行调整，确保患者摄入足够的热量来支持身体基本代谢和生长。

1. 蛋白质

尽管 SMA 患者的活动量减少，但适量的蛋白质摄入对于维持肌肉质量和其他生理功能非常重要。应该摄入高质量蛋白质，如瘦肉、鱼类、豆类、蛋类和乳制品。

2. 脂肪

脂肪是重要的能量来源，也是维持细胞健康和激素合成的关键。应选择健康的脂肪来源，如橄榄油、鳄梨、坚果和富含 ω-3 脂肪酸的鱼类。

3. 碳水化合物

碳水化合物是饮食中的主要能量来源，优先选择复杂碳水化合物，如全谷物、蔬菜和水果，因为它们还含有纤维素和多种维生素、矿物质。

4. 维生素和矿物质

确保摄入充足的维生素和矿物质，尤其是钙和维生素 D，以支持骨骼健康。此外，铁、锌、维生素 C 和 B 族维生素对于维持正常的代谢和神经功能也非常重要。

5.水分

水分摄入对于维持适当的水化状态和身体功能至关重要。SMA 患者需要特别注意，保证充足的水分摄入，以避免脱水。

6.纤维素

由于运动能力受限，SMA 患者可能更容易有消化问题，如便秘等。高纤维食物（全谷物、水果和蔬菜）可以促进肠道健康。

7.饮食质地和进食方式

对于有吞咽困难的 SMA 患者，可能需要调整食物的质地和大小，以防止误吸。流食或软食可能更适合一些患者。病情严重时，患者可能需要借助胃管进食。

8.定期评估

定期评估患者的营养状况，监测体重、生长指标和实验室检查结果，以调整饮食计划。

## （二）饮食摄入建议

对于 SMA 患者的饮食摄入，建议应当由专业的医疗团队根据患者的具体情况而提出。下面是 SMA 患者的饮食指导原则。

1.高营养密度食物

由于 SMA 患者可能存在肌肉功能减弱，导致摄食困难，因此选择营养密度高的食物至关重要，以确保摄入足够的营养素。

## 2. 平衡饮食

确保饮食中包含所有必需的营养素，包括足够的蛋白质、健康脂肪、维生素和矿物质。适量的蛋白质有助于维持肌肉质量。

## 3. 充足水分

SMA 患者可能会有吞咽困难的情况，因此应确保充足的水分摄入，以避免脱水。有时候可能需要使用特殊的杯子或吸管来帮助饮水。

## 4. 摄入纤维素

为了预防消化问题，如便秘，应确保食物中包含足够的纤维素。这可以通过摄入全谷物、水果和蔬菜来实现。

## 5. 避免肥胖

SMA 患者的活动量较低，所以需要特别注意避免过量摄入高热量食物，以防止肥胖，因为肥胖可能会加重运动障碍。

## 6. 个性化饮食计划

每个 SMA 患者的情况都是独特的，因此医生最好与营养师或其他健康专业人员合作，共同制订个性化的饮食计划。

## 7. 特殊补充

在某些情况下，SMA 患者可能需要通过特殊的营养补充途径补充营养，比如酶制剂、特殊配方奶或其他营养补充品。

## 8. 定期评估

定期评估 SMA 患者的营养状况，监控体重和生长发育情况，以调整饮食计划，确保其符合患者的需求。

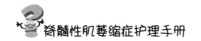

## 第 3 节　各类营养物质的选择与管理

### （一）蛋白质与氨基酸

对于 SMA 患者而言，蛋白质和氨基酸的管理是营养支持中的一个重要方面。蛋白质是身体重要的物质基础，对于肌肉组织的维护至关重要。氨基酸是蛋白质的基本单位，对于维持肌肉功能和其他生理过程都有重要作用。

1. 适量蛋白质摄入

SMA 患者需要足够的蛋白质来维持肌肉功能和身体其他功能，但由于活动量减少，他们的蛋白质需求可能与健康成人有所不同。过量的蛋白质摄入可能增加肾脏的负担，因此应根据个体的具体需求调整蛋白质摄入量。

2. 高质量蛋白质

选择高质量的蛋白质来源，如瘦肉、鱼类、鸡蛋、豆类和乳制品。这些食物含有所有的必需氨基酸，有助于维持身体功能。

3. 氨基酸补充

在某些情况下，SMA 患者可能需要补充特定的氨基酸，尤其是在他们的饮食不能提供足够的必需氨基酸时。这应该在医疗专业人员的指导下进行。

4. 消化吸收问题

SMA 患者可能存在消化吸收问题，这可能会影响到蛋白质的吸收和利用。在这种情况下，可能需要特殊的营养配方或营养补充品。

5. 监测肾功能

由于蛋白质代谢产物需要通过肾脏排出，对于 SMA 患者而言，监测肾功能是很重要的，尤其是在调整蛋白质摄入时。

6. 个性化营养计划

由于 SMA 患者之间存在差异，他们对蛋白质和氨基酸的需求也会有所不同，因此营养计划应个性化制订，根据患者的具体情况进行调整。

7. 定期评估

定期评估 SMA 患者的营养状态，包括蛋白质和氨基酸的摄入情况，以确保其符合患者的健康需求。

## （二）脂肪与脂溶性维生素

脂肪和脂溶性维生素对于 SMA 患者的健康同样重要。脂肪是能量的重要来源，也是细胞结构的一部分，而脂溶性维生素（维生素 A、维生素 D、维生素 E 和维生素 K）对于许多生理功能来说都是必需的。

1. 健康脂肪

确保饮食中包含足够的健康脂肪，如单不饱和脂肪酸和多不饱和脂肪酸，可以从橄榄油、坚果、鱼类（特别是富含 ω-3 脂肪酸的鱼类）等食物中获得。

2. 适量脂肪摄入

SMA 患者的活动水平通常较低，因此他们的能量需求可能减少。过多的脂肪摄入可能会导致肥胖，因此需要精心计算脂肪摄入量，以避免过量。

3. 注意脂肪的消化吸收

SMA 患者可能存在消化吸收问题，需要配方特殊的营养产品或消化酶补充剂来帮助消化脂肪。

4. 脂溶性维生素补充

SMA 患者可能由于摄食困难、吸收问题或饮食限制而无法从食物中获取足够的脂溶性维生素。在这种情况下，可能需要额外的补充剂。但过量的脂溶性维生素可能具有毒性，因为这些维生素在体内不容易排出。因此，补充剂的使用应在医疗专业人员的指导下进行。

5. 维生素 D

维生素 D 对于骨骼健康尤其重要，因为它帮助身体吸收钙。SMA 患者可能由于活动受限而缺乏阳光照射从而导致维生素 D 不足。建议患者定期检测维生素 D 水平，并根据需要进行补充。

6. 监测维生素水平

定期检测血液中的脂溶性维生素水平，以确保 SMA 患者没有维生素缺乏或过量的问题。

7. 个性化营养计划

每个 SMA 患者的情况都是独特的，因此营养计划应个性化制订，根据患者的具体情况进行调整。

8. 饮食多样化

饮食多样化有利于患者获得足够的营养物质。鼓励 SMA 患者通过摄入各种食物来获得不同类型的营养物质，包括蔬菜、水果、全谷物、含蛋白质和健康脂肪食品。对于无法通过正常饮食满足营养需求的患者，可能需要使用补充剂。这些补充剂可以提供额外的营养和热量，以确保患者获得足够的营养。

9. 注意液体摄入

保持良好的水分平衡对于 SMA 患者的健康非常重要。定期饮水可以帮助患者维持身体的正常功能，并减轻便秘和排尿问题，尤其是在他们可能因为进食困难而难以自主饮水的情况下。摄入足够液体有助于维持身体的正常功能，建议患者每天喝足够的水，并避免喝过多的含咖啡因和糖的饮料。

10. 关注消化问题

SMA 患者可能会面临吞咽和消化问题，这可能会影响他们的饮食和消化功能。需要密切关注患者是否有胃肠问题，及时调整饮食计划和管理消化问题。

11. 维持活动水平

尽管 SMA 会损害肌肉力量和运动能力，但保持适当的活动仍然非常重要。适度的运动可以帮助促进肌肉功能和代谢健康，有助于控制体重和预防肌肉萎缩。

12. 避免过度肥胖

尽管 SMA 患者需要摄入足够的能量，但过度肥胖也会对他们的健康造成负面影响。过度肥胖可能增加呼吸困难和运动能力下降的风险。因此，患者需要注意控制体重，避免过度肥胖。

13. 食物质地和口腔护理

SMA 患者常常面临吞咽和进食困难。为了帮助他们摄入足够的营养，在制订饮食计划时，应考虑选择易于咀嚼和吞咽的食物，

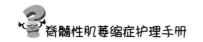

如软食、糊状食物或液体饮食。此外，定期进行口腔护理，保持口腔卫生，预防口腔感染。由于喂食困难，SMA 患者可能会出现口腔健康问题。定期进行口腔卫生护理和牙科检查是重要的，因为这关系到患者的整体健康和营养摄入能力。

### （三）碳水化合物与纤维素

对于 SMA 患者来说，碳水化合物和纤维素也是营养管理中的重要组成部分。碳水化合物是身体的主要能量来源，而纤维素（或称为膳食纤维）对于维持消化系统的健康至关重要。以下是有关 SMA 患者碳水化合物和纤维素管理的一些建议。

1. 碳水化合物的选择

优先选择复杂碳水化合物，如全谷物、蔬菜和豆类，它们可稳定地释放能量，并含有丰富的维生素、矿物质和纤维素。

2. 避免精制糖

减少精制糖和加工食品的摄入，这些食品可能会导致血糖水平快速升高和下降，对健康不利。

3. 能量需求

由于 SMA 患者的活动能力可能受限，他们的总能量需求可能低于正常活动水平的人。因此，碳水化合物的摄入量需要根据个体的能量消耗来调整。

4. 摄入纤维素

确保饮食中包含足够的纤维素，有助于预防便秘这一 SMA 患者常见的问题。水果、蔬菜、全谷物和豆类都是良好的纤维素来源。

5. 摄入水分

增加纤维素摄入时，也应增加水分摄入，以帮助纤维素在消化系统中正常工作，防止便秘。

6. 监测血糖水平

如果 SMA 患者有糖尿病或血糖管理问题，监测血糖水平尤其重要。医生可能会建议调整碳水化合物的类型和摄入量。

7. 个性化营养计划

每个 SMA 患者的情况不同，对碳水化合物和纤维素的需求也会有所不同。营养计划应个性化制订，并根据患者的具体情况进行调整。

8. 消化吸收问题

SMA 患者可能存在消化吸收问题，这可能影响碳水化合物的利用效率。在这种情况下，可能需要特殊的营养配方或营养补充品。

9. 定期评估

定期评估 SMA 患者的营养状态，包括碳水化合物和纤维素的摄入情况，以确保其符合患者的健康需求。

10. 营养支持

在某些情况下，如果 SMA 患者无法通过饮食满足营养需求，可能需要额外的营养支持，如通过胃管喂养。

## (四)水分与电解质

水分和电解质平衡对于 SMA 患者来说是维持健康的重要方面。电解质是维持神经和肌肉功能所必需的矿物质，如钠、钾、

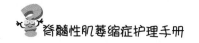

钙和镁等。

1. 摄入充足水分

确保 SMA 患者每天摄入足够的水分，以维持身体的水分平衡和支持正常的生理功能。由于 SMA 患者可能存在吞咽困难，需要特别注意水分摄入方式，如使用吸管或特殊的饮水器具。

2. 监测水分状态

监测患者的水分状态，以避免脱水或过度水分摄入。脱水的迹象可能包括口渴、尿液颜色深、少尿、疲劳和头晕。过度水分摄入可能导致水中毒，表现为头痛、恶心、呕吐和精神状态改变。

3. 平衡电解质摄入

通过均衡的饮食确保 SMA 患者获得必需的电解质。某些食物，如香蕉、橙子和土豆富含钾，乳制品和绿叶蔬菜富含钙，坚果和种子富含镁。

4. 避免过量摄入钠

减少高盐食品的摄入，以避免钠过量，这可能会导致水分潴留和血压升高。

5. 调整电解质补充

如果 SMA 患者存在消化吸收问题或其他特殊情况，可能需要调整电解质补充。这可能包括使用电解质补充剂或配方特别的营养补充品。

6. 定期监测电解质水平

定期进行血液检测，以监测电解质水平，特别是钠、钾、钙和镁的水平。

7.个性化需求

考虑到 SMA 患者可能存在的运动限制和肌肉萎缩，他们的水分和电解质需求可能与健康成人不同。因此，应根据个体的具体情况来调整水分和电解质的摄入。

8.医疗监督

患者在使用任何药物或营养补充剂之前，应咨询医生或营养师，因为某些药物和条件可能会影响水分和电解质的平衡。

9.特殊情况下的管理

在有发热、呕吐、腹泻等可能导致水分和电解质流失的症状时，需要特别注意水分和电解质的补充。

## （五）微量元素与抗氧化成分

微量元素和抗氧化成分对于维持 SMA 患者的健康同样重要。微量元素是指身体只需要极少量的矿物质，如铁、锌、铜、硒和锰等，它们在许多生物化学过程中起着关键作用。抗氧化成分如维生素 C、维生素 E、硒和类黄酮等有助于保护身体免受氧化应激的伤害。

1.均衡饮食

通过均衡的饮食来提供所需的微量元素和抗氧化成分。包括多种食物，如新鲜水果、蔬菜、全谷物、坚果、种子和适量的肉类和鱼类。

2.摄入铁

铁是重要的微量元素，对于制造红细胞和运输氧气至关重要。铁的良好来源包括红肉、豆类和强化谷物。植物性食物中的铁吸收率较低，搭配富含维生素 C 的食物可以增加铁的吸收。

3. 摄入锌和铜

锌对于免疫系统、细胞分裂和伤口愈合至关重要。铜则有助于铁吸收和红细胞的产生。坚果、种子、豆类和全谷物是锌和铜的良好来源。

4. 摄入硒

硒是一种重要的抗氧化成分，对于维护免疫系统和甲状腺健康很重要。坚果、海鲜和肉类是硒的良好来源。

5. 摄入抗氧化成分

维生素 C 和维生素 E 是强效的抗氧化成分，可以帮助保护细胞免受自由基损害。富含维生素 C 的食物包括柑橘类水果、草莓和绿叶蔬菜，而维生素 E 则主要存在于植物油、坚果和种子中。

6. 避免过量摄入

过量摄入某些微量元素（如铁和铜）可能有害，因此，不建议在未经医疗专业人员指导的情况下自行补充。

7. 监测微量元素水平

定期检查血液中的微量元素水平，以确保摄入量适当，并根据需要调整饮食或补充剂。

8. 特殊需求

SMA 患者可能因肌肉萎缩和活动限制而有特殊的营养需求。在这些情况下，可能需要特殊的营养支持或补充剂。

# 第 4 节　营养支持与饲管喂养

## （一）口服营养补充剂

对于 SMA 患者来说，口服营养补充剂可能是一个重要的补充方式，可确保获得足够的营养素。这些补充剂可能包括维生素、矿物质、蛋白质、能量及特定的脂肪酸。

1. 个性化评估

在应用任何补充剂之前，应由医生或注册营养师对患者进行个性化的营养评估，以确定特定的营养需求。

2. 特定营养需求

SMA 患者可能因为肌肉功能减退而有较少的能量需求，但他们可能需要更多的特定营养素，如蛋白质，来维持肌肉功能和其他身体功能。

3. 完整营养配方

对于进食困难或无法通过正常饮食摄取足够营养的患者，可以考虑使用完整的营养配方补充剂。这些配方通常包含所有必需的维生素、矿物质、蛋白质、脂肪和碳水化合物。

4. 针对性补充剂

①维生素和矿物质：患者可能需要额外补充特定的维生素和矿物质，例如维生素 D、钙、铁，或其他微量元素。②蛋白质和氨基酸：蛋白质对于维持和修复肌肉组织至关重要。在必要时，

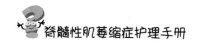

可以通过补充剂形式提供额外的蛋白质或特定的氨基酸。③脂肪酸：必需脂肪酸，如 ω-3 脂肪酸和 ω-6 脂肪酸，对于维持细胞膜和神经系统健康很重要。鱼油补充剂或亚麻籽油可以提供这些重要的脂肪酸。④能量：如果患者需要增加体重或无法摄入足够的能量，可以使用高能量补充剂来增加能量摄入。⑤适宜的剂型：考虑到 SMA 患者可能存在吞咽困难的情况，补充剂应易于摄入，如应用液体、粉末或易咀嚼的片剂剂型。⑥监测和调整：使用补充剂后，应定期监测患者的营养状况和健康状况，并根据需要调整补充剂的类型和剂量。⑦避免过量摄入：过量摄入维生素和矿物质可能有害，因此补充剂的使用应在医疗专业人员的指导下进行。⑧药物相互作用：在使用任何补充剂之前，应考虑潜在的药物相互作用，并与医生或药剂师讨论。

## （二）肠内营养支持

SMA 是一种遗传性神经肌肉疾病，影响患者的运动神经元，导致肌肉无力和萎缩。随着疾病的进展，患者可能会遇到摄食困难、营养不良等问题。因此，肠内营养支持在 SMA 患者的综合治疗中占有重要地位。肠内营养支持是指通过胃管或肠管直接将营养液输送到胃肠道内，以满足患者基本的营养需求。对于 SMA 患者而言，这种方式有助于保持能量平衡，促进生长发育，维持机体功能，以及预防营养不良等相关的并发症。

在实施肠内营养支持时，需要评估患者的营养状况，包括能量需求、蛋白质需求、维生素和矿物质需求等。由于 SMA 患者常伴有吞咽困难和消化吸收问题，营养方案需要个体化订制，以确保患者获得均衡的营养成分。

1.营养评估

在实施肠内营养支持之前，应由营养师对患者进行全面的营养评估，以确定所需的热量、蛋白质、维生素和矿物质等营养素的摄入量。

2.营养配方

根据患者的年龄、体重、疾病严重程度和特定的营养需求，选择合适的肠内营养配方。这些配方可能是标准的、半元素的或元素的配方，具体取决于患者的消化和吸收能力。

3.胃管或肠管的放置

根据患者的具体情况，医生会决定是通过鼻胃管、胃造瘘管还是空肠造瘘管进行营养支持。

4.喂养计划

喂养计划应根据患者的容忍度、营养需求和生活方式进行订制。喂养可以是连续的、周期性的或按需的。

5.监测和调整

在实施肠内营养支持后，需要定期监测患者的营养状况、生长发育情况和肠内喂养容忍度，以及是否有并发症出现。根据监测结果，调整营养方案和喂养计划。

6.管理并发症

肠内营养支持可能会导致一些并发症，如胃肠不适、胃排空延迟、肠道微生物失调或感染等。需要及时识别和处理这些问题。

7.多学科团队合作

SMA 患者的肠内营养管理通常需要多学科团队的合作，包括神经科医生、营养师、护士、消化科医生和言语－语言病理学家等。

8.家庭教育和支持

教育患者家属如何正确操作和维护胃管或肠管，以及如何准备和管理肠内营养支持，这对确保患者获得适当的营养支持至关重要。

## （三）饲管喂养

对于 SMA 患者来说，当口服进食变得困难或不可能时，鼻胃管或胃造瘘（经皮内镜胃造口术）喂养可能成为必要的选择。

1.鼻胃管

（1）鼻胃管种类：目前儿童常用胃管分为短期胃管和长期胃管。短期鼻胃管一般可留置一周，目前临床上常见型号有 6 号、8 号、10 号、12 号，主要适用于短期吞咽功能有问题，需要带管过渡的患儿。长期鼻胃管一般可留置一个月，目前儿童常见的型号是 6 号、8 号，适用于吞咽功能退化需要长期带管的患儿。

（2）鼻胃管位置：患儿鼻子上的胃管就像"小火车"一样，经过鼻腔、咽喉部、食管，到达胃内，这样食物就可以通过胃管这辆"小火车"进入胃内，为患儿提供生长发育所需的营养。

（3）准备用物：注射器、奶瓶、温度计、听诊器、pH 试纸等。

（4）居家环境：①应对患儿家属进行"留置胃管患儿出院前居家护理家长考核表"考核，合格后方可允许患儿带管出院。②舒适的环境，室内温度 18～22 ℃，湿度 50%～60%。③准备需要的营养液。建议选择母乳或配方奶，温度 38 ~ 40 ℃；如需选择其他流质食物，需用纱布过滤，避免食物残渣堵管，一般不建议用 ≤ 8 号胃管鼻饲其他食物。若鼻饲药物，应将药物捻成粉末并完全溶于水后进行鼻饲，防止发生堵管。

（5）确认鼻胃管到达胃内的方法如下。

1）检查胃管插入长度是否正确，查看胃管刻度是否与初次插入刻度一致。

2）回抽胃液法：看是否能抽出胃液。如果回抽胃液困难，可以将 1 ~ 2 mL 空气或水注入胃管内再进行回抽，或是改变患儿体位，使其向左或向右侧躺几分钟。

3）pH 测试法：胃液 pH 小于 4，对于正服用抗胃酸药物（如奥美拉唑）或刚吃过饭的患儿，pH 应该小于 6。

4）听诊气过水声法：用注射器回抽 5 ~ 10 mL 空气快速经胃管推注到胃内，若能听到"噗"的声音则可确定胃管在胃内。

5）水鼓泡法：胃管末端放于盛水的容器中，30 秒后无气泡逸出，确定胃管在胃内。如果患儿胃胀气严重，则可能会有气泡逸出，因此一般将该法作为其他方法的辅助手段，并不单独使用。

（6）喂养方式主要有以下 3 种。

1）推注法：先用温开水 5 mL 润滑胃管，然后取营养液缓慢推注到胃内，完毕后取 5 mL 温开水脉冲式冲净胃管，防止营养液积存于胃管中变质造成感染或堵管。每次分离注射器与胃管都应将胃管末端返折，避免灌注空气，引起腹胀。

2）重力法：先用温开水润滑胃管，将注射器连接胃管并垂直举起至高于鼻部（返折胃管），将营养液添加到注射器中，通过重力其会缓慢流入胃内。完毕后用温开水5 mL冲管。

3）持续泵入法：自行购买营养泵，使用前需护士指导营养泵操作。将患儿头肩部抬高30°，喂养完毕让患儿保持原体位20～30分钟，这有助于预防呕吐。喂养完毕后及时清理并消毒使用过的器具，避免污染。喂养所需一次性器具（如注射器）需每天更换。每日为宝宝清洁口腔（包括牙龈内外侧面、舌面、上腭、颊部、唇部）3次，年长儿可用漱口液或温开水漱口，避免口腔黏膜干燥，以增加舒适感。

（7）饲管常见问题及处理方式如表4-1所示。

表4-1　饲管常见问题及处理方式

| 问题 | 原因 | 处理方法 | 预防方法 |
| --- | --- | --- | --- |
| 喂养过程中患儿出现呕吐或腹胀 | 喂养速度过快或喂养总量过多 | ①暂停喂养10～15分钟，不再出现呕吐或腹胀减轻时，可以再次缓慢喂养；②若患儿频繁出现呕吐或腹胀，请电话咨询出院科室或到医院就医 | ①喂养过程中控制喂养速度；②记录每次及每日喂养量，避免喂养过多；③根据患儿吸收情况逐渐少量增加喂养量 |

续表

| 问题 | 原因 | 处理方法 | 预防方法 |
|---|---|---|---|
| 患儿出现腹泻 | 喂养速度过快或者胃肠道感染 | ①电话联系出院科室进行咨询；②喂养前后严格洗手；③重新更换喂养所需物品，每次使用后进行严格的消毒 | ①严格控制喂养速度；②保证营养液及所需物品清洁干净 |
| 喂养时出现胃内潴留 | 喂养量过多 | ①可延缓此次喂养，并根据潴留量减少喂养量；②胃内残留量超过上次喂养量的1/3，请停止喂养并电话咨询出院科室 | ①每次喂养前均需回抽胃管查看是否有潴留；②记录每次喂养量，一次喂养量不宜过多，需增加喂养量时应缓慢增加 |
| 堵管 | ①营养液较黏稠，黏附管壁；②冲管水量少，冲力不够 | ①查看胃管刻度是否与初次留置刻度相同，若刻度一致，用注射器抽取温开水进行脉冲式冲管；②电话联系出院科室进行咨询 | ①鼻饲母乳及配方奶以外的营养液时避免营养液过于黏稠；②每次喂养完毕后用温开水冲净胃管内残留物，根据喂养物酌情增加温开水冲管量 |
| 患儿胃管刻度与初次插入刻度不同 | 患儿手抓导致管道部分脱出 | ①电话联系出院科室护士进行咨询；②立即查看管道刻度与初次插入刻度相差多少厘米，使用其他四种方法确定胃管是否在胃内；③若是胃管全部脱出，请电话联系出院科室医生，询问是否有必要再次回医院重新进行留置胃管 | ①家属加强对胃管的看护，防止患儿双手拉扯胃管导致胃管脱出；②若胶布松脱或粘贴不牢，要及时进行更换 |

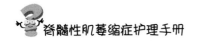

续表

| 问题 | 原因 | 处理方法 | 预防方法 |
|------|------|----------|----------|
| 患儿脸部皮肤发红或破皮 | 可能是患儿对胃管固定胶布过敏 | 更换胶布粘贴位置 | ①经常检查胶布固定处皮肤；②每次粘贴胶布避免粘贴在同一处 |
| 患儿鼻孔变大或鼻孔出现压痕、变红或破裂 | ①胃管大小不合适；②胃管固定时间过长或胃管固定位置长期不变导致胃管压迫鼻孔 | ①电话联系出院科室护士进行咨询；②更换胃管与鼻腔的位置并重新进行固定 | ①每天轻轻转动或移动胃管，每天用湿棉签轻轻清洁鼻腔和胃管两次；②固定胃管于鼻部时，避免胶布过紧造成胃管压迫鼻黏膜 |

　　除了调整营养方案，医护人员还需要教会患儿的照护者识别胃食管反流的前兆和进行海姆立克急救法。胃食管反流可能导致患儿呛噎和窒息，因此照护者需要学会及时发现并处理这些情况。海姆立克急救法是一种用于清除呛噎物的急救技术，照护者需要了解并掌握这种技术，以保证患儿的安全。

　　2. 胃造瘘管

　　胃造瘘管是一种喂食管，用于那些无法通过口腔摄入足够营养的人，以提供所需的食物和营养。可以通过手术将导管插入胃壁，并将导管引导到胃内。有时，导管还会延伸到小肠，形成胃-空肠造瘘管。在置管过程中，医生通常会使用内镜等特殊工具，以帮助准确定位和插管。

胃造瘘管的长度一般在 15～30 cm，通常会有部分导管伸出腹部。为了避免导管外露，有些患者会选择安装胃造瘘纽扣管。胃造瘘纽扣管与导管不同，它不会伸出体外，而是基本平贴在皮肤表面。当需要使用胃造瘘纽扣管自行喂食时，只需将延长管连接到纽扣管的开口处即可。

（1）胃造瘘的适应证

1）神经系统疾病：脑瘫、SMA、脑炎等。

2）反复重症肺炎：反复胃食管反流导致呼吸道感染。

3）食管闭锁：食管穿孔、食管气管瘘。

4）恶性肿瘤：食管癌、肿瘤引起的食管梗阻。

5）重度神经性厌食：完全不能进食的重度神经性厌食。

6）胃肠功能良好：有胃肠道功能，但长期不能自主进食。

（2）胃造瘘的禁忌证

1）凝血障碍：严重凝血障碍，伤口出血不易愈合。

2）门静脉高压：食管胃底静脉曲张，易导致大出血。

3）食管闭锁：妨碍内镜通过，选择腹腔镜。

4）幽门梗阻：导致胃内食物梗阻，选择肠造瘘。

5）大量腹水：腹壁无法紧贴腹壁导致腹膜炎。

6）腹膜炎：易感染。

（3）胃造瘘的管饲护理

1）确定胃造瘘管在胃内，了解胃消化情况。如果抽取的胃内容物超过喂养量的 2/3，把胃内容物注回胃内，30～60 分钟后再回抽检查，要是仍然多且时间超过 4 小时，表示胃排空延迟。

2）管饲喂养前后均应用温水 20～30 mL 冲洗管道，长时间不喂养应每 8 小时冲洗一次，以防管道阻塞；肠内营养液温度为 38 ～ 40 ℃。

3）营养液的注入应遵循先慢后快、先薄后浓、先少后多的原则，逐渐增加，2 ～ 3 天后可正常喂养。

（4）喂养体位：在没有禁忌证的情况下，可将床头抬高，抬高角度为 30°～ 45°，以防止胃内容物反流或发生误吸，此体位至少保持 0.5 ～ 1 小时，也可以采取半卧位，对不能耐受半卧位的患者建议采取头高足低位。

（5）营养液的选择：根据病情、年龄及营养需求，可选用不同营养液，如高热卡奶、豆浆、果汁等，逐渐过渡到匀浆膳，用搅拌机磨碎素菜和肉类等半流质饮食。

（6）常见并发症及处理方式

1）造瘘口周围感染：每天观察造瘘口周围皮肤及敷料情况，保持皮肤清洁及敷料干燥。定期评估造瘘管的位置可以降低周围皮肤损伤的风险。加强巡视，及早发现感染的体征和症状，如皮肤出现红、肿、热、痛可以局部进行抗感染处理。使用抗感染修复伤口敷料，减少局部受压。必要时需造口治疗师介入。

2）肉芽组织增生：导管固定过松或牵拉过度，可导致造瘘装置与皮肤经常摩擦，引起肉芽组织增生。妥善固定导管，避免牵拉过度或过松，可局部加压固定；可用剪刀修剪肉芽组织。

3）吸入性肺炎：喂养时抬高患儿头肩部，抬高角度为 30°～ 45°，或取半卧位，喂食后保持原体位 30 分钟以上。少量多餐，增进胃排空速度。根据患儿情况适当提高食物稠度，减少反流的发生概率。必要时可使用肠内营养泵持续喂养。给予促胃肠动力药及胃酸抑制药。

（7）清洁导管

1）在处理导管时，保持导管周围的皮肤清洁和干燥至关重要。在接触导管或导管插入部位之前和之后，请务必彻底洗手，以确保卫生环境的维护。每天使用温水和肥皂轻轻清洁导管周围的皮肤，并保持导管周围的皮肤干净。需要注意使用的是温水而不是热水，热水可能会刺激皮肤，导致不适或造成损伤。同时，选择温和的肥皂，避免使用刺激性的化学物质或香皂。这些化学物质可能会引起皮肤过敏或刺激皮肤，对皮肤健康造成不良影响。另外，保持导管周围的皮肤干燥也是非常重要的。湿润的环境容易滋生细菌和真菌，增加感染的风险。保持周边皮肤清洁，如有胶布痕迹，可用石蜡油棉球擦拭，以 0.9% 的氯化钠及 0.5% 的碘伏清洗消毒，观察造瘘口周围皮肤有无发红或肿胀，如有渗血、渗液应及时更换敷料。如造瘘口愈合好，可采用无菌生理盐水清洗瘘口及造瘘管（避免用酒精消毒造瘘管及造瘘口）；如伤口愈合差，可选择特殊敷料进行抗感染，以促进伤口愈合。

2）如果使用了敷料或绷带来固定导管或保护伤口，定期更换导管周围的敷料是非常重要的。定期更换敷料可以确保导管周围的皮肤保持干燥。湿润的环境容易滋生细菌和真菌，增加感染的风险。更换敷料时，需要确保操作无菌。这意味着在更换敷料之前，要进行手部清洁，并使用无菌手套和无菌器械。这样可以减少细菌的传播，降低感染的风险。

3）为了确保导管功能正常和减少患者的不适，医生可能会建议在每次清洁导管时稍微旋转导管。旋转导管的目的是确保导管的灵活性和通畅性，每天旋转造瘘管一圈或上下移动 1～2 cm，通过旋转导管，可以防止导管内壁的结痂或堵塞，同时也可以减少导管与患者组织的摩擦，减轻患者的不适感。还需要注意旋转导管的力度和角度，避免对患者造成不必要的伤害或引起不适。

4）需要注意正确的放置位置，纱布应该放置在导管从皮肤伸出的小圆盘上，而不是放在圆盘和皮肤之间。这样可以避免纱布与皮肤摩擦，减轻患者的不适感，降低皮肤受损的风险，以确保患者的安全和舒适。首次置管后标记导管外露刻度或使用不可擦除的记号作为参考点，有利于识别导管的移位及每天检查造瘘管的位置。妥善固定胃造瘘，避免拔管、牵拉、扭曲、折叠。

（8）固定导管：熟悉导管应进 / 出的长度范围，一般导管或纽扣管只应进 / 出一小段距离（1～2 cm），不应超过这个范围。在导管从皮肤伸出的位置做标记，以确保不会移动太多。一些导管可能已经带有标记。用胶布将导管粘贴在皮肤上，以防止导管过度拔除或移动。有些导管在胃内有一个称为"球囊固定器"的装置，有助于将导管固定在正确的位置。如果导管带有球囊固定器，有时需要注入液体以维持固定器的膨胀状态。医护人员会告知是否需要进行这样的操作。

在使用胃造瘘管和胃造瘘纽扣管自行喂食时，医护人员会告知有关流质食物或配方奶粉的具体用量和种类，并说明如何进行喂食。请务必严格遵循医嘱。此外，即使无法经口进食，口腔和牙齿的护理仍然非常重要。每天刷牙 2～3 次，并定期使用牙线。

（9）常见异常问题处理

1）导管堵塞：①可以尝试用 30 mL 的水冲洗导管，以清除堵塞物。这种方法适用于一些较为轻微的导管堵塞情况。将水缓慢注入导管，可以通过轻轻挤压注射器或使用重力让水流经导管，以期清除堵塞物。②咨询医生：在尝试使用水冲洗导管之前，建议先咨询医生或护士，他们会根据具体情况给出专业的建议。③避免使用导丝或其他物品：在未咨询医生的情况下，不建议使用导丝或其他物品来清除导管堵塞物。这样的操作可能会进一步损坏导管或导致更严重的堵塞。④医护人员的干预：如果水冲洗无效或导管堵塞较为严重，医护人员可能会采取其他措施来疏通导管。他们可能会提供特殊药物，如溶解堵塞物的酶类药物，或使用塑料刷等工具进行清理。⑤如果堵塞是由于真菌感染，必须更换导管。切勿用高压冲洗或导丝再通，切勿自行插入。选择颗粒小、混悬性好、沉淀少的肠内营养剂。间歇喂养者每 4～6 小时以温水 20～30 mL 脉压式冲管，长时间停止喂养者，每 8 小时冲管一次。给药前后需充分溶解并冲管，避免肠内营养剂与药物发生相互作用。

2）导管意外脱离原本应该固定的位置：先观察导管是否全部脱出，如果没有全部脱出及时固定，但不要自行盲目回插，以免加重损害或引起不必要的并发症，及时送医就诊；如果导管全部脱出，用纱布无菌敷料覆盖伤口，保持患者的舒适和安全，尽量减少焦虑和恐慌，及时带患儿前往附近医院就诊。

3）导管移动过多：如果发现导管短于或长于预期长度，请在进行导管喂食或喂药之前联系医生。

4）造瘘口渗漏：避免过度牵拉导管，定期调整内固定器，根据造瘘口大小更换导管直径。预防便秘、治疗咳嗽和控制胃残余量。渗液较多时暂停营养液注射，及时清除渗出物、更换敷料。如有继发性感染，必要时使用抗生素。加压固定造瘘口皮肤，促进局部愈合。根据造瘘口渗漏情况调整敷料的种类。

5）非计划拔管：反复交代家属管道的重要性，提高非计划拔管防范意识，对不配合的患者考虑使用约束带，约束带无效可使用镇静剂。

6）导管周围有渗液或脓液：如果导管周围有渗液或脓液，可能是发生了感染，需进行相关治疗，及时告知医生。

7）导管内有异味：如果管内有异味，可能是发生了感染，需进行相关治疗，及时告知医生。

## （四）其他措施

1. 多学科团队合作

SMA 患者的体重管理需要多学科团队的合作，包括医生、营养师、康复师和护理人员等。他们可以共同制订和执行体重管理计划，并及时调整措施以满足患者的需求。

2. 运动和康复训练

尽管 SMA 患者的肌肉功能受限，但适量的运动对于维持身体健康和控制体重仍然很重要。护理人员可以向患者提供适合他们的运动建议，如物理治疗、康复训练和轻度的有氧运动等。同时，护理人员应密切关注患者的运动能力和疲劳程度，避免过度运动导致身体不适。护理人员可以根据患者的具体情况，制订适合他们的运动计划，并与康复师合作进行康复训练。

### 3. 结合现代科技

现代科技如应用程序和远程监测设备，可以帮助患者和医护人员更好地跟踪饮食摄入、体重变化，并及时调整治疗方案。

### 4. 注意药物影响

某些药物可能会影响体重和食欲，护理人员应与医生合作，密切监视药物可能带来的影响，并调整治疗计划以最小化负面影响。

### 5. 实施有效的疼痛管理

疼痛可能影响 SMA 患者的食欲和营养吸收。实施有效的疼痛管理计划可以改善他们的整体舒适度和进食能力。

### 6. 心理支持

SMA 患者的家庭成员通常是患者护理和健康管理的重要支持者。SMA 患者可能面临身体和心理上的挑战，家属可能会感到沮丧和无助，需要得到全面的支持和关爱，护理人员应提供心理支持和鼓励。与患者和其家属建立良好的沟通渠道，提供家属教育，并鼓励他们参与到患者的日常护理中来。帮助家属树立积极的身体形象和健康的体重观念。向家属提供关于 SMA 的详细信息，包括病因、症状、治疗和护理措施等方面的知识。这有助于家属了解疾病的特点和对患者的影响。

### 7. 定期随访

护理人员应定期进行随访，了解患者的体重管理情况，并根据需要进行调整和干预。随访可以帮助护理人员及时发现问题并提供必要的支持和指导。与家属建立良好的沟通渠道，定期了解患者的状况和进展。这有助于及时调整护理计划和提供必要的支持。

8.建立全面的健康档案

为 SMA 患者建立详尽的健康档案，记录他们的营养摄入、体重变化、身体活动量及任何相关的医疗信息。这可以帮助护理团队更好地监控患者的进展并及时做出适当调整。

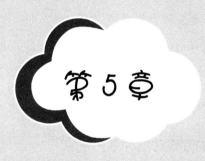

第 5 章

# 患者呼吸系统护理

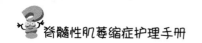
# 第 1 节　呼吸功能评估

SMA 是一种遗传性神经肌肉疾病，主要影响运动神经元，导致全身肌肉逐渐萎缩和力量减退。由于呼吸肌，尤其是膈肌的受累，SMA 患者常伴有呼吸功能障碍。因此，对于 SMA 患者而言，呼吸功能的评估至关重要，有助于监测疾病进程、指导治疗干预及预测预后。

## （一）常见的呼吸功能评估方法

呼吸功能评估可以通过肺功能测试来进行，包括测量肺活量和呼气流量峰值。在现代的呼吸系统疾病诊治中，测定肺活量和呼气流量峰值是两项关键的肺功能测试。这两项指标不仅对于疾病的诊断具有重要意义，而且对于疾病的监控和管理也起到了至关重要的作用，对于患者治疗方案的制订也具有不可忽视的价值。随着技术的进步和医疗设备的完善，这两项测试将在临床实践中发挥更加重要的作用。

夜间监测也是评估 SMA 患者呼吸功能的重要手段。由于 SMA 患者的呼吸肌力量减弱，他们在睡眠中尤其容易出现呼吸暂停或低通气。通过多导睡眠监测或家庭睡眠监测，可以评估夜间呼吸模式、血氧饱和度及二氧化碳积累情况，从而及时发现潜在的呼吸衰竭。然而，多导睡眠监测通常需要在睡眠实验室进行，这对于 SMA 患者来说可能是一项挑战，因为他们的移动能力受限，且可能需要特殊的医疗设备支持。因此，家庭睡眠监测成为重要的替代方案。家庭睡眠监测允许患者在自己熟悉的家庭环境中进行，减少了患者的身体和心理压力，同时也降低了医疗成本。通过使用便携式的监测设备，可以测量呼吸频率、血氧饱和度和呼吸流量等关键指标。这些数据对于及时发现呼吸衰竭的迹象，调整治疗方案和改善患者生活质量至关重要。

胸廓和脊柱的形态也是影响 SMA 患者呼吸功能的重要因素。脊柱侧凸等畸形会进一步限制肺部扩张，导致呼吸功能受损。因此，对脊柱和胸廓的定期评估，对于监测和预防呼吸功能的进一步恶化具有重要意义。由于 SMA 患者的呼吸功能可能随着疾病的进展而恶化，因此需要定期进行评估，以便及时调整治疗方案。这可能包括呼吸肌训练、呼吸辅助设备的使用及在必要时进行手术干预。

综上所述，对 SMA 患者的呼吸功能进行全面和定期的评估对于改善其生活质量和生存期具有重要意义。通过多种评估手段的结合使用，医疗团队可以更好地了解患者的呼吸状况，制订个性化的治疗计划，从而最大限度地守护患者的健康。

## （二）呼吸功能评估指标及定义

### 1. 肺活量

肺活量是指在最大吸气后，个体能够以最大努力所做的最大呼气量。它是反映肺部容积和肺部弹性的重要指标。通过测定肺活量，医生可以评估患者的肺容量大小，了解 SMA 患者是否存在呼吸受阻的现象。

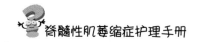

2. 呼气流量峰值

呼气流量峰值是指在最大吸气后，个体在最初 0.1 秒内所能达到的最大呼气流速。它主要用于评估气道的狭窄程度，是监测气道阻塞性疾病的敏感指标。呼气流量峰值的测量简便易行，患者可以自行在家中进行监测，对于调整治疗方案具有重要作用。

3. 多导睡眠监测

多导睡眠监测是一种综合性睡眠研究，可以在患者睡眠期间连续监测多种生理参数，包括脑电活动、眼动、肌电、心电、呼吸努力和血氧饱和度等。多导睡眠监测在 SMA 的呼吸功能检测中有着不可替代的作用。它能够提供关于患者在不同睡眠阶段呼吸模式的详细信息，有助于识别睡眠时的呼吸障碍，如睡眠呼吸暂停等。

4. 血气分析

血气分析可以直观地测出患者氧分压及二氧化碳分压，及时发现患者有无二氧化碳潴留情况。同时还能观察到酸碱度，及时发现患儿有无酸碱失衡，是否发生了高碳酸血症。

5. 经皮血氧饱和度监测

经皮血氧饱和度监测可以有效排除患者睡眠呼吸障碍。

# 第 2 节　肺部康复训练

肺部康复训练对于 SMA 患者来说是非常重要的，因为这种训练可以帮助改善肺部功能和减轻呼吸困难。这些训练课程通常由专业的康复医生和物理治疗师指导，他们会根据患者的具体情况制订个性化的康复计划，以确保最大限度地提高患者的生活质量。

在肺部康复训练课程中，呼吸训练是非常重要的一部分。这些训练可以帮助 SMA 患者学会正确的呼吸技巧，加强呼吸肌力量，提高肺活量和呼吸效率。定期进行呼吸训练，可以减轻呼吸困难，改善气体交换，增强身体的耐力和抵抗力。

除了呼吸训练，有氧运动也是肺部康复训练的重要组成部分。有氧运动可以帮助提高心肺功能，增强心脏和肺部的适应能力，改善血液循环，从而有助于提高将氧气输送到身体各部位的能力。对于 SMA 患者来说，适当的有氧运动可以帮助他们保持身体的灵活性和力量，减少呼吸困难的发作频率。

肺部物理治疗也是肺部康复训练的重要组成部分。物理治疗师会使用各种技术和工具，如胸部振动、气道清洁、呼吸训练等，来帮助患者清除呼吸道分泌物，增强肺部通气功能，预防呼吸道感染，改善呼吸困难症状。

总的来说，肺部康复训练对于 SMA 患者来说是非常重要的，它可以帮助改善肺部功能，减轻呼吸困难，提高生活质量。需要强调的是，任何康复训练都应该在专业医生和物理治疗师的指导下进行，以确保安全、有效。

## （一）呼吸训练

呼吸训练是指通过一系列的练习来改善呼吸功能，提高呼吸效率和肺活量，减轻呼吸困难等呼吸系统问题。以下是一些常见

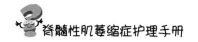

的呼吸训练技术。

1. 深呼吸

深呼吸可以帮助扩张肺部，增加肺容积，提高肺功能。患者可以坐直或站立，深吸一口气，使胸部和腹部膨胀，然后缓慢呼出气。每次进行 10 ～ 15 次，每天进行 3 ～ 4 次。

2. 腹式呼吸

腹式呼吸可以帮助患者更好地利用膈肌，减少肺部负担。患者可以平躺或坐直，手放在腹部，深吸一口气，让腹部随之鼓起，然后缓慢呼出气，让腹部缩回。每次进行 10 ～ 15 次，每天进行 3 ～ 4 次。腹式呼吸是一种重要的呼吸技术，对于改善呼吸功能和减轻肺部负担非常有益。这种呼吸方式可以帮助患者更好地利用膈肌，增加肺活量，改善气体交换，减轻呼吸困难，以及缓解焦虑和压力。腹式呼吸通常是由专业的康复医生和物理治疗师指导的，他们会根据患者的具体情况制订个性化的呼吸训练计划，以确保最大限度地提高患者的生活质量。腹式呼吸的步骤如下。

（1）选择合适的姿势：患者可以选择平躺或坐直的姿势进行腹式呼吸练习。平躺时，患者可以放松身体，将双手放在腹部；坐直时，患者也可以双脚踏实，保持身体的舒适姿势。

（2）深吸一口气：患者应该深吸一口气，让气体充分进入肺部。在这个过程中，应该感觉到腹部随之鼓起，这意味着患者正在进行腹式呼吸。

（3）缓慢呼出气：患者应该缓慢地呼出气，在呼气的过程中，应该感到腹部逐渐收缩，这是腹式呼吸的关键步骤之一。

（4）重复练习：患者可以重复进行腹式呼吸练习，每次进行

10～15次，每天进行3～4次。通过持续的练习，患者可以逐渐掌握腹式呼吸的技巧，增强膈肌的功能，改善肺部通气功能。

3.呼吸训练的好处

（1）增加肺活量：通过腹式呼吸，患者可以充分利用膈肌，使得肺部得到更充分的扩张，增加肺活量，改善气体交换。

（2）减轻肺部负担：腹式呼吸可以减少肺部的负担，降低呼吸肌的紧张度，减轻呼吸困难。

（3）缓解焦虑和压力：腹式呼吸可以帮助患者放松身心，减轻焦虑和压力，改善睡眠质量。

（4）提高氧气输送：腹式呼吸可以提高将氧气输送到身体各部位的能力，增强身体的耐力和抵抗力。

总的来说，通过呼吸训练，可以改善呼吸功能和减轻肺部负担。然而，需要强调的是，任何呼吸训练都应该在专业医生和物理治疗师的指导下进行，以确保安全和有效。如果有呼吸困难或其他相关健康问题，建议咨询医疗专业人员以获取个性化的指导和建议。

## （二）有效咳嗽训练

咳嗽是一种自然的防御机制，可以帮助清除呼吸道中的异物和痰液。对于 SMA 患者，由于肌肉无力和萎缩，可能会影响到咳嗽的效果，导致痰液积聚和感染的风险增加。因此，进行咳嗽训练可以帮助 SMA 患者更有效地清除痰液，减少呼吸系统感染的风险。咳嗽训练的步骤如下：

（1）深呼吸：患者可以进行几次深呼吸，以扩张肺部和呼吸

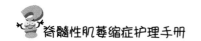

道，为咳嗽做好准备。

（2）咳嗽：患者可以用力咳嗽，以尽可能多地清除痰液。用力咳嗽，但不要过度用力，以免引起其他问题。

（3）放松：咳嗽后，患者应该适当休息，放松呼吸肌和呼吸道。

（4）重复：患者可以多次进行咳嗽训练，直到痰液排出为止。

需要注意的是，咳嗽训练应该在医生或呼吸治疗师的指导下进行，以确保安全、有效。对于SMA患者，应该根据疾病分型、肌肉无力和萎缩程度、最大运动里程等因素来制订个性化的咳嗽训练计划。此外，患者还可以进行其他呼吸道清洁技术，如吸痰、气道振动等，以帮助清除痰液和保持呼吸道通畅。

### （三）呼吸放松训练

对于SMA患者来说，由于疾病的影响，可能会面临许多挑战和压力，如肌肉无力、行动不便、呼吸困难等。这些问题可能会对患者的心理健康产生负面影响，导致焦虑、抑郁等问题。因此，进行放松训练可以帮助SMA患者缓解紧张和焦虑，提高心理健康。放松训练的步骤如下。

1. 找到舒适的位置

患者可以选择一个安静、舒适的地方，如卧室、客厅等，以进行放松训练。

2. 放松身体

患者可以坐在舒适的椅子上，放松身体，将注意力集中在身体上。可以从头部开始，逐渐向下放松肌肉，直到脚趾。可以想象自己在一片安静的海滩上，感受海风和阳光的温暖。

### 3. 深呼吸

患者可以进行深呼吸，以放松身体和心灵。可以深吸一口气，然后缓慢呼出，逐渐放松身体。

### 4. 重复

患者可以每天进行 10 ~ 15 分钟的放松训练，以保持身心健康。

需要注意的是，放松训练应该在医生或心理治疗师的指导下进行，以确保安全、有效。对于 SMA 患者，应该根据疾病分型、肌肉无力和萎缩程度、心理健康状况等因素来制订个性化的放松训练计划。此外，患者还可以进行其他心理健康治疗，如认知行为疗法、正念练习等，以帮助缓解压力和焦虑，提高心理健康。

## （四）气道清洁

SMA 患者常常伴有痰液积聚，这是由于肌肉无力导致呼吸肌功能减弱，从而影响了呼吸道的清洁功能。痰液积聚不仅会影响呼吸道通畅，还容易导致呼吸道感染，加重呼吸困难，甚至危及生命。因此，SMA 患者需要进行气道清洁来帮助清除痰液，以维持呼吸道通畅和减少感染的风险。

气道清洁可以通过多种方法来实现，包括使用胸部物理治疗设备（如震荡喷雾器）、气道引流技术和胸部振动等方法。下面将详细介绍这些方法及其在 SMA 患者中的应用。

### 1. 胸部物理治疗设备

胸部物理治疗设备是一种通过振动或振荡的方式来帮助清除

痰液的设备。在 SMA 患者中，震荡喷雾器通常被用于辅助呼吸道清洁。这种设备可以产生高频振动，通过振动作用帮助痰液松动，使其更容易被咳出。SMA 患者在使用震荡喷雾器时，需要根据医生的建议和指导来控制震荡的频率和强度，以确保安全和有效。

### 2. 气道引流技术

气道引流技术通过吸痰或者引流的方式来清除呼吸道内的痰液。在 SMA 患者中，常用的气道引流技术包括口腔吸引、气道吸引和气管切开引流等。口腔吸引是指通过口腔吸引器将口腔和咽部的痰液吸出；气道吸引是指通过气管插管或气管切开将气道内的痰液吸出；气管切开引流是指通过气管切开术在气管上开口，将痰液引流出来。这些方法需要在专业医护人员的指导下进行，以确保操作正确和安全。

### 3. 胸部振动

胸部振动是一种以手或借助专门设计的设备在患者背部或胸部轻拍或振动的方式来帮助清除痰液的方法。这种方法可以帮助痰液松动，使其更容易被咳出，但需要注意力度和频率，避免引起患者的不适。

### 4. 气道清洁注意事项

（1）根据医生建议选择合适的清洁方法：SMA 患者的痰液清洁方法需要根据个体情况和病情严重程度进行选择，最好在医生的指导下进行。

（2）注意清洁频率：根据患者的病情和痰液积聚情况，确定清洁的频率，避免痰液过多积聚导致呼吸道阻塞。

（3）注意清洁技术：无论采用哪种清洁方法，都需要掌握正确的技术，以确保清洁的有效性和安全性。

（4）注意清洁环境：清洁痰液时需要注意环境的卫生，避免细菌感染。

# 第 3 节 手法——叩背技术

## （一）叩背技术的注意事项

在 SMA 患儿的康复治疗中，叩背技术是一种常用的物理治疗方法，旨在通过特定的手法操作，改善患儿的呼吸功能和肌肉状态。以下是 SMA 患儿叩背技术的要点、实施方式，以及实施时的注意事项。

首先，叩背技术的要点在于通过专业的手法按摩，针对患儿背部的特定肌群进行刺激和放松。这一技术的核心是准确识别那些由于疾病影响而变得紧张或萎缩的肌肉并进行专业的操作。操作者需要根据患儿的具体情况，调整按摩的力度、频率和持续时间。

其次，实施方式上，专业的物理治疗师将指导家长或照护者如何正确地对患儿进行叩背。治疗师会展示如何用手掌、指腹或指关节轻柔但有力地按压患儿的背部，以及如何进行滚动、摩擦和轻拍等操作。这些手法的目的是促进血液循环，减少肌肉紧张和疼痛，同时提高患儿的呼吸能力。

最后，在实施叩背技术时，有几项重要的注意事项需要遵

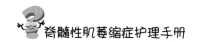

守。第一，治疗前应确保患儿处于放松状态，避免在刚进食后立刻进行操作，以减少不适和风险。第二，操作时的力度不宜过大，以免对患儿的肌肉和骨骼造成伤害。第三，每次治疗后应观察患儿的反应，及时调整治疗计划。第四，定期与医疗专业人员沟通，确保治疗方案的适宜性和安全性。

### （二）叩背技术的基本步骤

（1）让患者坐在舒适的位置上，最好是坐在椅子上或床边。可以使用一个枕头来支撑患者的腰部，以使背部处于稍微前倾的位置。

（2）使用手掌或手指，轻轻拍打或轻敲患者的背部，从上到下、从肩部到腰部，以帮助松动和清除背部和肺部的痰液。

（3）在拍打或轻敲时，可以结合让患者做深呼吸和咳嗽的动作，以帮助将痰液排出。

（4）在进行叩背技术时，需要注意力度和频率，不要用过大的力气，以免对患者造成伤害。

叩背技术需要在专业医生或护理人员的指导下进行，以确保正确和安全地实施。在家中进行这种技术时，也需要得到专业人员的指导和建议。

## 第 4 节　吸痰机的使用

SMA 是一种影响脊髓神经元的遗传性疾病，会导致肌肉（包括呼吸肌）无法正常发育和运动。由于 SMA 患者的呼吸肌受到影响，他们可能会出现呼吸困难和肺部清除能力下降的情况。这可能导致呼吸道分泌物积聚，增加呼吸道感染的风险。因此，SMA 患者通常需要使用吸痰机来帮助清除呼吸道分泌物。

吸痰机通过负压吸引或正压推动的方式帮助患者清除呼吸道分泌物。对于 SMA 患者来说，吸痰机可以提供以下帮助。

1. 清除呼吸道分泌物

由于呼吸肌功能受损，SMA 患者可能无法有效地咳出或清除呼吸道分泌物，导致分泌物滞留在呼吸道中。吸痰机可以通过吸引或推动的方式帮助患者清除分泌物。

2. 减少呼吸道感染

积聚在呼吸道中的分泌物是细菌和病毒滋生的温床，容易导致呼吸道感染。定期使用吸痰机清除呼吸道分泌物，可以减少呼吸道感染的发生率，提高患者的呼吸道清洁度。

3. 减轻呼吸困难

清除呼吸道分泌物可以减轻呼吸困难的症状，改善患者的呼吸功能，提高生活质量。

## （一）什么是吸痰机

吸痰机是一种医疗设备，通常用于那些由于疾病或手术而无法自行清除呼吸道分泌物的患者，如患有肺部感染、气道异物、神经肌肉疾病等的人群。吸痰机通过提供正压和负压的交替作用，模拟自然咳嗽的过程，从而帮助患者清除呼吸道分泌物。在使用吸痰机时，患者通常会使用面罩或口腔吸管，设备会提供一系列的正压和负压，使得呼吸道中的分泌物得以松动并被排出。吸痰机的正压阶段会通过向呼吸道提供气体，使得肺部充盈，同时也使得呼吸道中的分泌物被推向肺部。而在负压阶段，设备会迅速降低压力，模拟咳嗽的过程，从而将分泌物排出呼吸道。

## （二）如何使用吸痰机

### 1.准备工作

确保吸痰机已经进行清洁消毒并且准备好足够的吸痰管和吸痰袋。检查吸痰机的电源和吸痰管是否连接正确。

### 2.患者准备

让患者处于坐位或半坐位，或者根据医生的建议采取其他合适的姿势。确保患者的头部处于正确的位置，以便进行吸痰。

### 3.打开吸痰机

接通吸痰机的电源，并根据医生的建议设置合适的吸痰负压。

### 4.准备吸痰管

将吸痰管连接到吸痰机上，并确保吸痰管的其他端部已经连接好吸痰袋或者容器。

### 5.吸痰操作

将吸痰管插入患者口腔或气管插管，并轻轻地向下推进，直至到达痰液所在的位置。根据医生的建议，打开吸痰机并进行吸痰操作。在吸痰的同时，要注意控制吸痰管的深度和吸痰的时间，以避免刺激患者的呼吸道。

6.关闭吸痰机

吸痰结束后，先关闭吸痰机，然后将吸痰管缓慢地从患者口腔或气管插管中拔出。

7.清洁和消毒

吸痰结束后，及时清洁和消毒吸痰机和吸痰管，以确保下次使用时的卫生和安全。

在使用吸痰机之前，请确保接受过相关的培训，并且按照医生或护士的指导进行操作，以确保吸痰过程的安全和有效。

# 第 5 节　咳痰机的使用

传统的排痰方法有拍背、翻身、体位引流，指导患者有效咳痰或负压吸引器吸痰等，这些排痰方法不仅难以掌握叩击力道，还可能增加对患者的刺激，导致患者恐惧心理增强，难以配合治疗。

对于 SMA 患者，尤其是肺功能有损伤的患者及肌肉萎缩、肺不张、肺部发育不完善的患者，以及因各种因素伴有肺部感染等并发症的患者，有效及时排痰是高效预防肺部感染及肺部并发症的关键手段。SMA 患者最早出现的呼吸问题就是低通气。SMA 患者本身存在呼吸肌乏力、呼吸浅快、通气量低，可导致肺泡通气不足，引起低氧血症和高碳酸血症，在病情平稳的状态下机体可以代偿，一旦发生了肺部感染等一系列肺部并发症，患者容易出现呼吸衰竭。

咳痰机的原理是将水蒸气转化为微小颗粒，这些颗粒可以轻易进入人体的呼吸系统。咳痰机的使用非常简单，只需要将机器中的水加热，然后将水蒸气转化为微小颗粒，最后将这些颗粒吸入人体。咳痰机可以通过多种不同的方式来缓解咳嗽，包括增加湿度、减少炎症、清洁呼吸系统等。咳痰机的使用非常安全，可以帮助人们缓解如干咳、湿咳、支气管炎、哮喘等不同类型的咳嗽症状。咳痰机可以在家中使用，也可以在医院或诊所中使用。

总之，如果 SMA 患者有咳嗽的问题，可以考虑使用咳痰机来缓解症状。

### （一）什么是咳痰机

咳痰机通过机械性吸入气体和呼出气体的方法模拟人的咳嗽，逐渐将正气压灌输至呼吸道，使患者的肺部扩张，随即手动或自动切换成负压状态，从而产生源自肺部的大的输出气流，通过深吸气使得气管、支气管扩张，松动呼吸道内附着的分泌物使其脱落。负压呼气时，肺内气流高速排出，推动脱落的分泌物向大气道移动，从而达到有效清除呼吸道痰液。选择无创面罩式咳痰机进行治疗，优点在于避免了侵入性操作反复刺激给患者带来痛苦及对下一次治疗感到恐惧，导致患者不配合治疗，从而影响后续康复治疗。

选择无创面罩式咳痰机来协助患者清理呼吸道痰液操作简易，通过模仿人类咳嗽时呼吸系统运动的过程使得患者增加咳嗽力量，更有效地排出呼吸道分泌物，改善患者通气障碍，提高血氧饱和度，是一种安全、有效的措施。

## （二）如何使用咳痰机

（1）使用无创面罩式咳痰机治疗时要对咳痰机的运行有所了解，需要经过专业培训，从而能更好地帮助患者解除心理恐惧，及时的沟通能够有效地促进患者治疗。

（2）使用无创面罩式咳痰机时，先检查面罩的密闭性，充气程度是否合适，然后将面罩置于患者口鼻处，嘱患者反复呼吸，检查面罩与患者脸部结合是否紧密，并询问患者有无不适感。

（3）患者取半卧位或坐位，将面罩紧扣患者口鼻，使用自动或者手动模式，调节吸气压力，从低渐上调，时间为 2～3 秒，治疗 5 个循环休息 1 分钟，重复 5 次这样的循环。患者有感觉到不适随时暂停操作。

# 第 6 节　拍背机的使用

SMA 患者痰液容易堵塞，生理状态的气道分泌的黏液具有加温保湿，清除吸入性的病原体、粉尘颗粒、化学毒素等有害物质的作用，但在病理状态下，气道分泌的黏液量会增多，纤毛清除黏液功能会受到损伤，咳嗽力度不够，黏液滞留在气道，形成痰液。SMA 患者随着呼吸肌无力的加重，咳嗽减弱，痰液堆积，呼吸道无法及时清理，从而增加肺部感染的风险，继发肺部炎症，还容易反复发生呼吸道感染。在呼吸道感染的同时，SMA 患者会增加自身的呼吸负荷来保证有效的气体交换；而对于呼吸肌无力

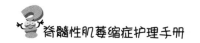

的患者，这进一步增加了引发呼吸衰竭的风险。

拍背机根据物理定向叩击原理，对患者背部进行叩击、震荡，排除或松动肺部支气管的小气道分泌物和代谢物。其与联合咳痰机使用能够更加有效清除呼吸道分泌物，降低因呼吸道反复感染而住院的次数，延长患者生存期，提高生活质量。

## （一）什么是拍背机

拍背机是一种用于帮助患者清除呼吸道分泌物的医疗设备。它通常被用于治疗因各种原因导致的呼吸道分泌物滞留病症，如肌肉无力、脊髓损伤、SMA 等。拍背机通常由一个电动机和一系列旋转或振动的按摩头组成，可以通过不同的速度和力度来实现不同的按摩效果。通常，患者会被要求躺在特定的位置上，然后设备会通过振动或振荡的方式，帮助分泌物在呼吸道中移动，并最终被排出，从而减少呼吸道感染的风险，改善呼吸功能。这种治疗方法通常需要在专业人员的指导下进行，并需要接受相关的培训，以确保正确、安全地使用设备。拍背机的主要功能如下。

（1）促进痰液及各种呼吸道黏液分泌物的排出。拍背机使用的频率和人体的自然频率接近，能很好地传导到肺部深处，作用于中小气道，排出痰液，改善通气。

（2）缓解支气管平滑肌痉挛。因为拍背机频率接近人体自然频率，所以能使支气管平滑肌舒张，支气管扩张可增加呼吸道的有效呼吸频率，改善肺通气。

（3）拍背机的叩击震荡能够促进血液循环，消除水肿，减轻阻塞，减少分泌物，使肺通气阻力减少。

（4）痰液及气道分泌物的排出，能够使供氧量增加，二氧化碳排出通畅，血氧浓度提高，促进血液循环。

（5）痰液及气道分泌物的排出，使支气管舒张，肺部干、湿啰音及哮鸣音、痰鸣音有效减轻。

## （二）如何使用拍背机

拍背机的使用方法非常简单，只需将设备打开，调整按摩头的速度和力度，然后将按摩头放置在需要按摩的部位即可。在使用拍背机时，可以选择不同的按摩头来实现不同的按摩效果，比如柔软的按摩头适合于轻柔的按摩，而硬质的按摩头则适合于深层按摩。此外，一些高端的拍背机还配备了加热功能，可以在按摩的同时使背部肌肉更温暖和舒缓。具体使用步骤如下。

1. 将患者安置在适当的位置

通常需要患者躺在床上或坐在椅子上，确保其身体放松并处于舒适的位置。

2. 准备拍背机

根据设备的说明书，准备好拍背机，确保设备已经连接好并处于工作状态。

3. 选择合适的操作位置

根据患者需要清除的部位，选择合适的位置进行操作。通常需要在背部、胸部或肺部进行操作。

4. 设置合适的参数

根据医生的建议或设备的说明，设置合适的振动或振荡参数，以确保患者舒适和治疗有效。

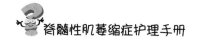

5.进行拍背治疗

打开拍背机，开始进行治疗。通常，治疗过程需要持续一定的时间，以确保分泌物能够有效地被清除。

6.监测患者的反应

在治疗过程中，需要密切观察患者的反应，确保患者处于舒适的状态，同时也要注意治疗的效果。

7.结束治疗

在治疗结束后，关闭拍背机，将设备存放好。

使用拍背机时需注意一些事项。首先，使用拍背机时不宜过于用力，以免对背部肌肉造成损伤。其次，对于有严重背部问题（如脊椎问题或者肌肉拉伤）的人群，建议在专业医生的指导下使用拍背机，以免加重病情。此外，孕妇、心脏病患者和其他特殊人群在使用拍背机前也应该咨询医生的意见。

## 第 7 节　无创正压通气

无创正压通气是呼吸支持手段，无须建立人工气道，通常作为轻中度呼吸衰竭患者的一线治疗方案。无创正压通气易于建立，患者耐受性好。

正压通气是一种用于治疗呼吸功能障碍的医疗技术。它通过向患者提供持续的气道正压来改善肺部功能，促进气体交换，从而帮助患者维持呼吸功能。正压通气技术已经在临床上得到广泛应用，对于呼吸衰竭、急性呼吸窘迫综合征、慢性阻塞性肺疾病等疾病的治疗起到了重要作用。

正压通气技术包括机械通气和无创通气两种主要形式。机械通气是通过插管或切开气管等方式将气道与呼吸机连接，由呼吸机提供正压气流，帮助患者进行呼吸。而无创通气则是通过口鼻面罩等装置将正压气流送入患者的呼吸道，无须插管或切开气管，减少了对患者的侵入性，适用于一些轻度呼吸功能障碍的患者。

无论是机械通气还是无创通气，正压通气技术具有共同的优点。首先，它可以提供持续的气道正压，避免了患者呼吸道塌陷和气体交换不足的情况，有助于改善肺部通气功能。其次，正压通气可以减少患者的呼吸作功，减轻呼吸肌的负担，有助于减少呼吸疲劳。最后，正压通气还可以改善肺泡通气和血氧饱和度，有助于维持患者的呼吸稳定。因此，正压通气技术在临床上得到了广泛应用，并取得了良好的治疗效果。

然而，正压通气技术也存在一些局限性和风险。首先，长期使用机械通气可能导致气道损伤、肺泡过度膨胀等并发症。其次，无创通气在一些情况下可能无法提供足够的气道正压，导致治疗效果不佳。最后，正压通气技术的使用需要专业的医疗团队进行监护和调节，患者需要接受相应的培训和指导，以确保治疗的安全和有效。

在临床实践中，医护人员需要根据患者的具体情况和病情特点，综合考虑正压通气技术的适用性和风险，制订个性化的治疗方案。同时，患者和家属也需要了解正压通气技术的相关知识，积极配合医疗团队的治疗和护理工作，提高治疗的成功率和患者

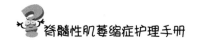

的生存质量。

总之，正压通气技术作为一种重要的呼吸支持手段，在治疗呼吸功能障碍方面发挥着重要作用。通过机械通气和无创通气两种形式的应用，可以有效改善患者的呼吸功能，减轻呼吸负担，改善气体交换，有助于患者的康复和生存。然而，正压通气技术也存在一些局限性和风险，需要医护人员和患者共同努力，以确保治疗的安全和有效。希望未来能够有更多的研究和技术的进步，为正压通气技术的发展和完善提供更多的支持和保障。

1. 无创正压通气的适应证

可自主呼吸的和气道正常的患者，排除禁忌证后可以考虑使用无创正压通气。

2. 无创正压通气的禁忌证

（1）气道堵塞、痰液或其他分泌物较多的患者使用无创正压通气并不能解决气道问题，反而可能导致误吸、分泌物堆积过多，加重呼吸道感染。

（2）无自主呼吸的患者无法提供压力支持，不能用无创正压通气。

（3）烦躁、躁狂、配合程度较差的患者治疗效果不佳，不建议使用。

（4）近期行过胃部手术的患者禁止使用无创正压通气。

3. 无创正压通气的不良反应

一般来说，无创正压通气的不良反应较少，有局部皮肤破损、压陷，面罩与皮肤粘连，眼睛刺痛、干痒等，可以通过加强护理、及时干预减少此类不良反应的发生；对于因气体吸入胃内过多导致的腹胀，可鼓励患者闭口呼吸或者留置胃管进行排气。

4. 无创正压通气的监测

无创正压通气的监测包括对患者生命体征的监测，呼吸音、呼吸频率、呼吸快慢、呼吸深浅的监测，血氧饱和度的监测，通气参数的监测，潮气量、通气频率、吸气压力、呼吸压力的监测。定期复查血气分析可以监测患者实施的无创正压通气是否有效。

5. 无创正压通气转有创正压通气

对于应用无创正压通气治疗1～3小时后仍然没有指征改善的患者，必要时应当及时进行气管插管，及时改用有创正压通气，避免错过最佳救治时间。出现以下情况时应当及时进行有创正压通气。

（1）分泌物过多，不能清除。

（2）意识发生改变。

（3）对于无创正压通气无法建立耐受。

（4）氧合功能不能维持或降低。

（5）烦躁不安，不配合治疗或依从性差，治疗效果不佳。

（6）治疗1～3小时后仍然无法改善。

（7）二氧化碳潴留严重。

（8）严重的呼吸性酸中毒。

（9）严重的低氧血症。

6. 无创正压通气的优点

无创正压通气的优点在于不用建立人工气道，能够保证正常的语言功能、进食及吞咽功能，患者接受度较高；在不建立人工气道的同时也不存在呼吸机相关性肺炎等相关并发症问题。

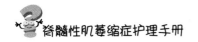

7.呼吸管理

合理有效的呼吸管理对稳定 SMA 患者的呼吸功能，降低呼吸系统相关的并发症起到关键性作用。

（1）SMA 患者的呼吸管理有效延长了患者生存时间，缓解睡眠呼吸低通气问题，尽早干预及积极的呼吸管理可以有效提高患者生活质量。

（2）不同的疾病分型的 SMA 患者的呼吸管理方式各异。患者出现咳嗽减弱等呼吸道症状时，需要积极有效地清理气道分泌物，指导有效咳嗽、排痰、呼吸功能锻炼。患者出现低通气时，应该尽早开始通气支持，当患者呼吸道出现反复感染时，应由医师评估患者情况，积极给予抗感染治疗。

（3）积极的呼吸锻炼是延缓疾病进展的重要手段。呼吸锻炼包括呼吸肌训练、维持胸廓顺应性锻炼、咳嗽和排痰训练等，可以通过吹气球、唱儿歌等游戏来进行呼吸锻炼，或者通过呼吸吐气运动交替进行呼吸锻炼，还可以主动或者被动进行拉伸活动，扩张肺容量。呼吸锻炼的方法及锻炼强度应根据患者的适应程度进行个性化的选择，避免无效呼吸锻炼或过度锻炼、疲劳导致呼吸困难。

# 第 8 节　机械通气

机械通气作为一项能替代自主通气的有效治疗手段，已经普遍应用于由各种原因导致的呼吸支持治疗当中，但是长期使用机械通气会增加患者感染的概率，加重患者病情，增加临床治疗难度。

机械通气开始仅作为肺通气功能支持治疗手段，目前已经发展到涉及气体交换、呼吸做功、循环功能等多方面的重要干扰措施，并通过提高氧输送、保护肺脏、改善内环境等途径，成为治疗的重要手段。

机械通气已成为 SMA 治疗的重要组成部分，机械通气非常显著地提高了患者的生存率和生活质量。

### （一）使用机械通气的目的

（1）机械通气的作用是提供每分钟通气量改善肺泡通气，改善氧合，提供吸气末正压和呼气末正压来增加吸气末肺容积和呼气末肺容积。对于气道阻力较高和肺顺应性较差的患者，机械通气可降低呼吸功消耗，缓解呼吸肌疲劳。

（2）通过改善肺泡通气使动脉血二氧化碳分压和 pH 得到改善，使二氧化碳分压和 pH 达到并维持正常水平来纠正呼吸性酸碱失衡。

（3）提高吸入氧气浓度、改善肺泡通气、增加肺容积、降低呼吸功消耗，可以有效纠正低氧血症。

（4）通过机械通气治疗日间和夜间低通气，减少因为反复肺部感染而住院的次数，预防幼儿胸壁畸形，改善预后，延长生命。

（5）机械通气是一种医疗手段，用于支持或代替患者的呼吸功能。它是现代医学中非常重要的一项技术，可以帮助患者在严

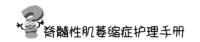

重呼吸衰竭或其他呼吸系统疾病时维持生命功能。

（6）机械通气的原理是通过呼吸机将空气或氧气送入患者的肺部，以代替患者自身的呼吸。呼吸机可以通过不同的模式和参数来调整通气量、呼吸频率、吸氧浓度等，以满足患者的不同需求。

（7）机械通气的适应证包括严重的呼吸衰竭、急性呼吸窘迫综合征、慢性阻塞性肺疾病、心力衰竭、中毒等。在这些疾病中，患者的呼吸功能受到不同程度的损害，需要机械通气来维持生命功能。

（8）机械通气虽然是一项非常有效的治疗手段，但也存在一定的风险和并发症。其中最常见的是气压伤、肺损伤、气胸、呼吸机相关性肺炎等。因此，在进行机械通气治疗时，医生需要根据患者的具体情况和病情的发展动态调整治疗方案，以最大限度地减少并发症的发生。

（9）除了治疗呼吸系统疾病外，机械通气还可以用于手术麻醉、重症监护、急救等领域。在手术中，机械通气可以帮助患者维持呼吸功能，保证手术的顺利进行；在重症监护室中，机械通气可以对危重患者进行有效的呼吸支持和监测；在急救中，机械通气可以帮助患者恢复呼吸功能，挽救生命。

总之，机械通气是一项非常重要的医疗技术，可以帮助患者在呼吸系统疾病中维持生命功能。但是，在使用机械通气时，医生需要根据患者的具体情况和病情的发展动态调整治疗方案，以最大限度减少并发症的发生。同时，我们也需要继续研究和发展机械通气技术，以提高治疗效果和减少风险。

### （二）机械通气的并发症

（1）插管困难和急性期紧急插管患者的声门和声带极易损伤，因此，插管时要注意动作轻柔、手法准确、气囊充气量准确，避免过度充气导致压迫气管，引发缺血、坏死，或形成溃疡导致出血。长期插管可导致患者声带功能异常、气道松弛。

（2）做好气道维护，密切观察；及时更换管道，有效地评估管道是否固定、是否通畅、是否完好。痰栓或异物极容易堵塞气道，及时清理呼吸道分泌物。

（3）机械通气可导致肺血管阻力增加，影响心脏功能，在机械通气期间可能发生多种类型的心律失常。

（4）机械通气患者常出现腹胀；咽喉部刺激和腹胀易引发呕吐；长期卧床或使用镇静剂等可引起肠道蠕动减少，易引发便秘。

### （三）SMA 患者的呼吸问题

（1）日间和夜间低通气是 SMA 患者最早表现出来的呼吸问题，患者自身本来存在的呼吸肌无力与呼吸浅快使中枢对呼吸的指令减弱、呼吸肌无力加剧，潮气量降低，导致肺泡通气量不足，发生低氧血症和高碳酸血症，临床表现为疲劳、困倦、食欲减退等。

（2）SMA 患者呼吸肌无力导致咳嗽减弱或无法有效咳嗽，使呼吸道分泌物潴留。当分泌物堆积到一定量时，极易发生气道堵塞，引起肺不张。

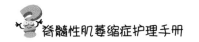

## 第 9 节　氧疗支持

氧气是人类生存所必需的气体之一，它帮助我们维持呼吸和生命活动。氧气的重要性不言而喻，它在医疗、工业、科研等领域都发挥着重要作用。氧气的生理作用，以及医疗应用等方面，体现了氧气的重要性和支持作用。

首先，让我们来了解一下氧气在生理上的作用。氧气是维持人体生命活动的重要气体，它在呼吸过程中与血液中的血红蛋白结合，经血液循环到达全身各个组织和器官，为细胞呼吸和能量代谢提供必需的氧气。如果缺乏氧气供应，就会导致缺氧，严重时甚至危及生命。因此，氧气对于维持人体正常的生理功能至关重要。

其次，氧气在医疗领域也有着重要的应用。在临床医学中，氧气通常被用于治疗各种呼吸系统疾病，如肺炎、哮喘、慢性阻塞性肺疾病等。此外，氧气还被广泛应用于手术麻醉、急救抢救及一些特殊治疗中。在一些特殊情况下，如高原反应、中暑等，氧气也可以作为紧急救治的手段，挽救生命。因此，氧气在医疗领域的支持作用不可或缺。

综上所述，氧气作为维持生命活动的重要气体，不仅在生理上支持人体的正常功能，还在医疗领域发挥着重要作用。它的重要性不言而喻，我们应该珍惜和合理利用氧气资源，确保氧气的持续供应，以支持人类的生存和发展。

## （一）家庭氧疗

家庭氧疗是一种常见的医疗手段，用于治疗各种呼吸系统疾病。这种治疗方法通过向患者提供额外的氧气来帮助他们呼吸更轻松，从而改善身体的功能。在家庭氧疗中，患者可以在家中接受治疗，而不必去医院。这种便利性使得家庭氧疗成为许多患者的首选治疗方式。

家庭氧疗通常通过制氧机或氧气瓶来实施。制氧机是一种设备，可以从空气中提取氧气，然后将其浓缩并提供给患者使用。而氧气瓶则是一种装有纯氧气的压缩气瓶，患者可以通过面罩或鼻导管直接吸入氧气。这些设备都需要医生的处方才能获得，并且需要定期维护和监测，以确保其安全有效地提供氧气。

家庭氧疗适用于许多不同的疾病和状况。最常见的用途是治疗慢性阻塞性肺疾病、肺纤维化、肺部感染和其他呼吸系统疾病。此外，家庭氧疗还可以用于治疗心脏病、脑血管疾病、高原反应和其他导致氧气不足的健康问题。通过提供额外的氧气，家庭氧疗可以减轻患病症状，提高生活质量，并减少因缺氧而引起的并发症。

然而，家庭氧疗并非适用于所有患者。在开始治疗之前，医生会对患者进行详细的评估，以确定其是否适合接受家庭氧疗。此外，需要对患者及其家人进行相关的培训，以确保他们能正确地使用氧气设备，并了解治疗过程中需要注意的事项。同时，患者还需要定期进行复查和监测，以确保治疗的效果和安全性。

家庭氧疗的效果已经得到了充分的证实。许多研究表明，对

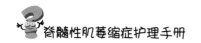
于那些患有慢性呼吸系统疾病的患者来说，家庭氧疗可以显著提高他们的生活质量和生存率。通过提供足够的氧气，这种治疗可以减轻呼吸困难、提高运动能力，并减少因缺氧而导致的并发症。因此，家庭氧疗已经成为许多患者的主要治疗方式，使他们能够更好地管理自己的健康问题。

总之，家庭氧疗是一种安全有效的治疗方法，适用于不同的健康问题。通过提供额外的氧气，可以改善患者的症状，提高生活质量，并减少并发症的发生。然而，在接受家庭氧疗之前，患者需要接受详细的评估和培训，并定期进行监测和复查。只有在医生的指导下正确地使用氧气设备，才能确保治疗的安全和有效性。希望通过更多的宣传和教育，能够让更多的患者受益于家庭氧疗，改善他们的健康状况和生活质量。

SMA 是一种罕见的遗传性疾病，这种疾病会导致肌肉无法正常发育和运动功能受损，最终导致呼吸系统受影响。由于 SMA 患者的呼吸功能受损，因此氧疗护理对于他们的生存和生活质量至关重要。

## （二）氧疗护理

氧疗护理是指通过给予患者额外的氧气来维持其呼吸功能。对于 SMA 患儿来说，氧疗护理可以帮助他们在呼吸肌无法正常工作的情况下保持足够的氧气供应，从而减轻呼吸困难和缓解疼痛。因此，氧疗护理对于 SMA 患儿来说是至关重要的。

在进行氧疗护理时，护理人员需要密切监测患儿的呼吸情况和氧气供应量。需要确保患儿能够正常呼吸，并且氧气供应量能够满足其需求。此外，护理人员还需要定期检查氧气设备的运行情况，确保其正常工作并且随时可以为患儿提供氧气。

除了提供氧气外，护理人员还需要帮助患儿维持适当的体位和姿势，以确保他们的呼吸道畅通。护理人员还需要协助患儿进行呼吸训练，帮助他们保持呼吸肌的功能，并且减轻呼吸困难的症状。此外，护理人员还需要关注患儿的营养状况，确保他们获得足够的营养来支持身体的正常运作。

在进行氧疗护理时，护理人员还需要与患儿的家属和医生密切合作。护理人员需要向患儿家属传授正确的氧疗护理知识，以便其在家中也能够为患儿提供必要的护理。

## 第 10 节　睡眠监测

睡眠监测的原理是通过各种传感器等设备对人体的睡眠状态进行监测和记录。这些设备可以记录人体的呼吸、心率、体温、脑电波等多种生理指标，通过对这些生理指标的监测和分析，可以得出人体的睡眠质量、睡眠深度、睡眠时长等多种数据，帮助人们更好地了解自己的睡眠状态。睡眠监测的应用范围非常广泛，它可以用于医学领域，帮助医生诊断和治疗各种睡眠障碍和疾病，如失眠症、呼吸暂停综合征等；它也可以用于普通人的日常生活中，帮助人们更好地了解自己的睡眠状态和睡眠习惯，以便更好地调整自己的生活方式和睡眠习惯，提高身体健康水平，改善精神状态。

睡眠监测技术的发展历程非常漫长，从最初的单一传感器到现在的多传感器、多参数的综合监测系统，睡眠监测技术已经逐步成熟，并且在不断发展和完善。目前，市场上已经有很多种睡眠监测设备，如智能手环、智能手表、睡眠监测仪等，这些产品可以方便地进行睡眠监测和分析，帮助人们更好地了解自己的睡眠状态和睡眠习惯。

## （一）睡眠监测的目的

SMA 是一种罕见的神经肌肉疾病，通常导致肌肉无力和运动障碍。睡眠监测对于 SMA 患者的治疗和管理非常重要，其主要目的包括以下几点。

### 1. 监测呼吸功能

SMA 患者可能受到呼吸肌的影响，包括呼吸肌无力和呼吸功能障碍。睡眠监测可以帮助医生了解患者在睡眠中的呼吸情况，监测血氧饱和度和呼吸频率，以评估呼吸功能。

### 2. 检测睡眠障碍

SMA 患者可能面临睡眠障碍的问题，包括睡眠呼吸暂停、低氧血症和睡眠中的不规则呼吸等。睡眠监测可以帮助医生识别这些问题，方便医生采取相应的治疗措施。

### 3. 评估睡眠质量

睡眠监测可以评估患者的睡眠质量，包括睡眠时间、睡眠结构和睡眠中的醒来次数等。这有助于医生了解患者的睡眠情况，进而采取措施改善患者的睡眠质量。

4.观察并预防并发症

通过睡眠监测，医生可以及早发现 SMA 患者可能面临的呼吸功能下降、睡眠障碍等问题，从而及时采取干预措施，预防并发症的发生。

## （二）SMA 患者睡眠监测的重要性

SMA 是一种罕见的神经肌肉疾病，通常在婴儿期或儿童早期就会出现症状。这种疾病会导致肌肉萎缩和无力，严重影响患儿的生活质量。在治疗和护理 SMA 患儿时，睡眠监测是非常重要的一环。

睡眠对于 SMA 患儿来说至关重要。他们的肌肉无力会影响呼吸和姿势，进而影响睡眠质量。因此，睡眠监测可以帮助医护人员了解患儿的睡眠情况，可以监测患儿的呼吸情况、姿势变化及可能出现的睡眠窒息等问题，从而及时采取相应的治疗和护理措施。

在进行睡眠监测治疗时，医护人员需要使用专业的睡眠监测设备对患儿进行监测。这些设备通常包括呼吸监测仪、心率监测仪、姿势监测仪等。这些设备可以全面监测患儿的睡眠情况，及时发现问题并进行干预。同时，医护人员还需要对睡眠监测设备进行定期维护和保养，确保设备的准确性和可靠性。

## （三）睡眠监测的护理

除了睡眠监测治疗外，护理对于 SMA 患儿同样至关重要。在睡眠期间，护理人员需要密切观察患儿的睡眠情况，及时发现并处理可能出现的问题。同时，护理人员还需要帮助患儿维持舒适的睡眠姿势，确保他们的呼吸通畅。此外，护理人员还需要定期为患儿翻身，避免其长时间保持同一姿势而导致肌肉压迫和疼痛。

在进行睡眠监测治疗和护理时，医护人员需要密切配合，共同为患儿提供全面的治疗和护理。SMA 患儿需要定期进行睡眠监测，以便及时发现并处理可能出现的问题。同时，护理人员需要全天候地对患儿进行护理，确保他们的睡眠质量和生活质量。通过睡眠监测治疗和护理，可以有效改善 SMA 患儿的睡眠质量，减轻他们的痛苦，提高其生活质量。

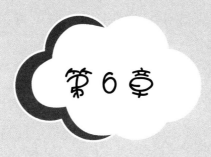

# 患者口腔管理

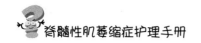

## 第1节　患者面临的口腔系统问题

SMA 除了影响肌肉功能外，SMA 还可能给口腔系统带来一系列问题。口腔系统问题可能包括吞咽困难、牙齿健康问题、口腔肌肉功能受损等。

1. 吞咽困难

SMA 患者的肌肉功能受损，可能会导致吞咽困难，进而导致进食和饮水困难，增加误吸的风险。吞咽困难可能会导致营养不良和脱水，因此需要密切关注患者的饮食和饮水情况。

2. 牙齿健康问题

患者肌肉功能受损，口腔清洁可能会受到影响，增加牙齿蛀牙和牙龈疾病的风险。因此，需要特别关注患者的口腔卫生，并定期进行口腔检查和洁牙。

3. 口腔肌肉功能受损

口腔肌肉的功能受损可能会影响言语和发音，导致言语障碍。这可能会影响患者的社交和情感发展。因此，需要提供言语治疗和康复训练，以帮助患者克服言语障碍。SMA 患者的口颌系统健康受到多种因素的影响，包括延髓中的 α 运动神经元受累、咀嚼肌运动受影响、头颈姿势的改变对颞下颌关节的影响及颈椎与颞下颌关节的关系。这些因素共同影响着 SMA 患者的口颌系统功能和健康状况。

### 4.咀嚼功能受损

SMA 患者延髓中的 α 运动神经元受累，使咀嚼肌运动受到直接影响。咀嚼肌群与颈、肩、胸、腰肌群是一个功能整体，因此头颈姿势的改变会影响颞下颌关节及其相关结构的生物力学行为。这意味着 SMA 患者可能存在咀嚼肌功能受损、颞下颌关节运动受限等问题，从而影响口腔功能和咀嚼能力。

### 5.颞下颌关节问题

第 1 颈椎、第 2 颈椎在解剖学上与颞下颌关节相邻，寰枕关节和颈椎的运动与下颌运动同时发生，是影响颞下颌关节的重要结构。开口时寰枕部伸展，闭口时则屈曲。这表明颈椎的运动与颞下颌关节的功能密切相关。SMA 患者可能存在颈椎运动受限或异常，进而影响颞下颌关节的生物力学行为和口颌系统的功能。

SMA 患者的口颌系统健康受多方面的影响，包括由神经元受累导致的咀嚼肌运动问题、头颈姿势对颞下颌关节的影响及颈椎与颞下颌关节的关系。这些因素可能导致 SMA 患者出现口腔功能障碍、咀嚼困难、颞下颌关节问题等，影响患者的生活质量和口腔健康。因此，对于 SMA 患者的口颌系统健康，需要综合考虑神经元受累、肌肉功能、头颈姿势和颈椎运动等因素，制订个性化的口腔康复方案（包括口腔功能训练、康复体操、口腔辅助器具的使用等），以提高口腔功能和咀嚼能力，改善口腔健康状况，从而提高患者的生活质量。同时，口腔专业人员需要与其他医疗团队紧密合作，共同为 SMA 患者提供综合性的口腔康复服务。

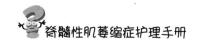

# 第2节　患者口腔评估

口腔功能受到严重影响是 SMA 患者生活中的重要问题之一，口腔功能评估对于制订个性化的口腔康复治疗计划至关重要。

SMA 患者由于肌肉无力和肌肉萎缩，口腔功能受到严重影响，表现为口腔开合能力减弱、吞咽困难、言语清晰度下降等问题。口腔功能评估是了解患者口腔功能状态的重要手段，有助于制订个性化的康复治疗方案，改善患者的口腔功能和生活质量。

## （一）口腔功能评估内容

1. 口腔开合能力评估

评估患者的口腔开合能力，包括主动张口能力和被动张口能力。通过观察患者的张口动作和测量开口的距离，了解患者口腔开合的情况。

2. 吞咽功能评估

评估患者的吞咽功能，包括吞咽协调性、吞咽力度和吞咽效率。通过观察患者的吞咽动作和听诊吞咽的声音，了解患者吞咽的情况。

3. 舌面肌肉力量评估

评估患者的舌面肌肉力量，包括舌头的伸展、收缩和侧移能力。通过观察患者的舌头运动和手指抵抗的力度，了解患者舌面肌肉的力量情况。

4.唇肌肉功能评估

评估患者的唇肌肉功能，包括唇肌的开合能力、吹气能力和吸引能力。通过观察患者的唇部动作和进行一些口型动作测试，了解患者唇部肌肉的功能情况。

5.颞颌关节活动度评估

评估患者颞颌关节的活动度，包括开口幅度和侧移能力。通过观察患者的颞颌关节运动和测量开口的距离，了解患者颞颌关节的活动情况。

## （二）口腔功能评估方法

1.临床观察法

通过观察患者口腔功能的动作和表现，了解患者口腔功能的情况，包括口腔开合能力、吞咽动作、舌面肌肉力量、唇肌肉功能和颞颌关节活动度等。仔细询问患者在开口、闭口、咀嚼、吞咽等活动时咀嚼肌疲劳或疼痛的主观感受，可用视觉模拟量表予以量化，如 0 分 = 无疼痛，10 分 = 最大疼痛；0 分 = 无疲劳，10 分 = 极度疲劳。或采用神经肌肉疾病患者吞咽困难和构音障碍诊断量表，该量表包括 39 个是 / 否问题和 2 个选择题，涉及咀嚼、吞咽和下颌运动程度的问题，以及进餐时间、食物适应、体重及呼吸道感染的发生和频率等，记录患者报告的相关结果。

2.功能性评估量表

使用口腔功能的评估量表对口腔功能的评估是口腔医学和康复治疗中非常重要的一部分。评估量表可以帮助医生和治疗师全面了解患者的口腔功能情况，从而制订个性化的治疗方案和

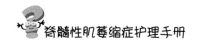

康复计划。在口腔功能的评估量表中，曼恩吞咽功能量表（mann assessment of swallowing ability，MASA）和功能性经口摄食量表（functional oral intake scale，FOIS）是两个常用的量表，用于对患者口腔功能进行定量评估。

（1）MASA 是一种用于评估吞咽功能的量表，主要用于评估吞咽困难患者的口腔功能。这个评估量表包括一系列的项目，如口腔清洁度、吞咽反射、食物摄入能力等，通过对这些项目的评估，可以全面了解患者的吞咽功能情况，从而制订相应的治疗计划。

口腔清洁度是 MASA 中的一个重要项目。对口腔清洁度的评估主要包括口腔内部和口腔周围的清洁情况。口腔清洁度的良好与否直接关系到患者口腔健康和吞咽功能的发挥。在评估口腔清洁度时，医生或治疗师会观察患者口腔内部和周围的清洁情况，包括口腔内部有无食物残渣、口腔周围有无清洁等。通过对口腔清洁度的评估，可以了解患者口腔卫生状况，为后续的治疗和康复提供重要参考。

另一个重要的项目是对吞咽反射的评估。吞咽反射是人体最基本的生存反射之一，它保证了食物和液体能够顺利通过咽喉进入食管。在 MASA 中，医生或治疗师会通过观察患者的吞咽动作来评估患者的吞咽反射情况。吞咽反射的良好与否直接关系到患者的吞咽功能，因此通过对吞咽反射的评估，可以了解患者吞咽功能的基本情况。

食物摄入能力也是 MASA 中需要评估的重要项目之一。对食物摄入能力的评估主要包括患者对不同类型食物的摄入能力，如液体、半流质和固体食物等。医生或治疗师会观察患者对不同类型食物的摄入情况，了解患者的摄入能力和对不同食物的适应情况。通过对食物摄入能力的评估，可以了解患者的饮食状况，为制订个性化的饮食计划提供重要依据。

（2）FOIS 是由美国康复医学会（American Congress of Rehabilitation Medicine，ACRM）制定的，用于评估患者口腔摄入能力。这个量表根据患者的饮食能力和饮食方式，将口腔摄入能力分为7 个等级，即从完全不能经口摄入食物到完全独立经口摄入食物。通过对患者口腔摄入能力的评估，可以了解患者的经口摄入能力情况，从而制订相应的饮食计划和康复治疗方案。7 个等级包括以下几个方面。

1）完全不能经口摄入食物：患者需要通过管饲或静脉营养来获取营养。

2）能经口摄入少量食物：患者能够经口摄入少量的食物，但需要辅助。

3）能经口摄入软食：患者能够经口摄入软食，但需要辅助。

4）能经口摄入软硬食混合物：患者能够经口摄入软硬食混合物，但需要辅助。

5）能经口摄入所有食物，但需要辅助：患者能够经口摄入所有食物，但需要辅助。

6）能独立经口摄入所有食物，但需要特殊饮食：患者能够独立经口摄入所有食物，但需要特殊饮食。

7）能独立经口摄入所有食物，不需要特殊饮食：患者能够独立经口摄入所有食物，不需要特殊饮食。

通过 FOIS，医生和治疗师可以全面了解患者的口腔摄入能力情况，从而制订相应的饮食计划和康复治疗方案。评估患者的口腔摄入能力可以帮助医生和治疗师了解患者的饮食情况，了解患者是否需要特殊饮食，或者需要哪些辅助措施。同时，评估患者的口腔摄入能力还可以帮助医生和治疗师制订个性化的康复治疗方案，帮助患者尽快恢复口腔摄入能力，提高生活质量。FOIS 的使用还有一些注意事项。首先，评估患者的口腔摄入能力需要在医生或治疗师的指导下进行，以确保评估的准确性和安全性。其次，评估时需要综合考虑患者的情况，包括患者的年龄、身体状况、疾病情况等，以便制订适合患者的饮食计划和康复治疗方案。最后，评估结果需要及时记录和更新，以便随时跟踪患者的康复进程。

3. 机器检测法

使用口腔功能的检测仪器，用于客观评估患者口腔功能，包括颞颌关节运动仪、电子吞咽仪等。这些仪器可以通过测量和记录患者口腔功能的生理参数，帮助医生和治疗师全面了解患者的口腔功能情况，从而制订个性化的康复治疗方案。

（1）颞颌关节运动仪是一种用于评估患者颞颌关节运动和咬合功能的仪器。它能够记录患者开口、闭口、侧移和前移等颞颌关节的运动情况，以及患者的咬合力和咬合平衡情况。通过颞颌关节运动仪的检测，医生和治疗师可以了解患者颞颌关节的稳定性和功能状态，发现颞颌关节功能的异常情况，如颞颌关节紊乱、咬合不良等。这些信息对于制订患者的口腔功能康复治疗方案具有重要的参考意义。

（2）电子吞咽仪是一种用于评估患者吞咽功能的仪器。它能够记录患者吞咽的过程和吞咽肌肉的运动情况，以及患者的吞咽时间、吞咽协调性等参数。通过电子吞咽仪的检测，医生和治疗师可以了解患者吞咽功能的协调性和力量，发现吞咽功能的异常情况，如吞咽困难、吞咽无效等。这些信息对于制订患者的吞咽康复治疗方案具有重要的参考意义。

（3）除了颞颌关节运动仪和电子吞咽仪，还有其他的口腔功能检测仪器，如口腔肌肉电生理仪、舌下运动仪等。这些仪器可以用于评估患者口腔肌肉的功能状态和舌下运动的协调性，帮助医生和治疗师全面了解患者口腔功能的生理参数，从而制订个性化的康复治疗方案。

在使用口腔功能检测仪器时，需要注意以下几点。首先，需要根据患者的具体情况选择合适的检测仪器，以确保检测的准确性和安全性。其次，需要在专业医生或治疗师的指导下进行检测，以确保检测的正确操作和数据的准确解读。最后，检测结果需要及时记录和分析，以便制订个性化的康复治疗方案，并随时跟踪患者的康复进程。

4.临床检查

（1）观察颅颌面部的生长发育状态。测量主动开口度、被动开口度、下颌骨前伸及侧方运动范围、髁状突的动度等。咀嚼肌群触诊检查包括评估开口肌群（二腹肌前腹、颏舌骨肌）与闭口肌群（翼外肌、翼内肌、咬肌、颞肌）等肌肉的张力与附着点压痛程度。颞下颌关节功能评价采用 Friction 指数法。口内检查包括口腔卫生状况、牙体健康状况、牙周健康状况。此外，对于无法

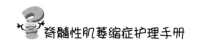

配合接受 CT 和 MRI 检查的婴幼儿、儿童患者，超声预扫查更是穿刺前评估的重要手段。

（2）影像学检查：MRI 检查是一种非侵入性的医学影像检查方法，可以用于观察颞下颌关节和咀嚼肌的结构和功能，而舌肌超声检查则可以用来观察舌肌的结构和功能。这两种检查方法对于了解咀嚼肌、舌肌是否出现萎缩或脂肪变性的程度，以及掌握髁状突、关节盘的结构形态及运动范围非常重要。下面将对这两种检查方法进行详细介绍。

1）MRI 检查：MRI 是一种常见的医学影像检查方法，利用磁场和无线电波来产生详细的身体内部结构图像。在颞下颌关节和咀嚼肌的 MRI 检查中，医生可以观察髁状突和关节盘的结构形态，以及颞下颌关节的运动范围。通过 MRI 检查，医生可以评估患者颞下颌关节的功能和状况，了解是否存在髁状突畸形、关节盘位置异常或者其他结构性问题，以及颞下颌关节的活动范围和运动情况。这对于诊断颞下颌关节紊乱、关节炎等疾病，以及制订相应的治疗方案非常重要。

2）舌肌超声检查：可以用来观察舌肌的结构和功能，了解舌肌是否出现萎缩或脂肪变性的程度。这对于评估患者的吞咽功能和言语能力非常重要。通过超声检查，医生可以观察舌肌的厚度、结构和活动情况，判断舌肌是否存在萎缩、脂肪变性或其他病变。这些信息对于评估患者的咀嚼和吞咽功能，以及言语能力具有重要意义。

3）咀嚼效率检查：咀嚼效率是指一个人在吃东西时咀嚼的速度和效率，是一个衡量口腔功能的重要指标。咀嚼效率检查可以通过咀嚼和吞咽固体食物试验来进行，该试验可以统计患者的咀嚼次数、咀嚼周期、吞咽次数和吃完食物所需的总时间。咀嚼效率检查可以帮助医生评估患者的口腔功能和咀嚼能力，了解患者的咀嚼速度和效率是否正常。如果咀嚼效率不佳，可能会导致食物无法充分咀嚼和消化，进而影响身体健康。此外，咀嚼效率不佳还可能导致口腔疾病的发生，如龋齿、牙周疾病等。

咀嚼和吞咽固体食物试验的步骤：①食物选择一种适合咀嚼的固体食物，如正方形饼干。②在试验开始前，使用摄像机或手机等设备录制视频，以记录试验过程。③患者需要尽可能快地吃一块正方形饼干，但要以安全的速度吃，并在吃完后说"是"。④通过视频资料，医生可以确定咬合次数、咀嚼周期、吞咽次数，以及吃完饼干所用的总时间。

咀嚼和吞咽固体食物试验的注意事项：①食物选择适合咀嚼的固体食物，如正方形饼干，不要选择过硬或过软的食物。②安全性，在试验过程中，患者需要以安全的速度吃食物，以避免窒息或误吸。③试验过程需要使用摄像机或手机等设备录制视频，以确保数据的准确性。④数据分析需要由专业医生进行，以确保结果的准确性和可靠性。

## （三）口腔功能评估的意义

口腔功能评估对于 SMA 患者的康复治疗具有重要的意义。

### 1. 制订个性化的康复治疗方案

通过口腔功能评估，了解患者口腔功能的具体情况，有针对性地制订个性化的康复治疗方案，包括口腔功能训练、饮食调理、

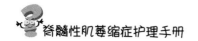

辅助器具使用等。

2.指导康复训练

口腔功能评估可以帮助监测患者康复训练的进展和效果，及时调整康复训练计划，确保康复训练的科学性和有效性。

3.提高患者口腔功能和生活质量

口腔功能评估和相应的康复治疗可以帮助改善患者口腔功能，提高吞咽效率，改善言语清晰度，提高生活质量。

通过口腔功能评估，可以了解患者口腔功能的具体情况，制订个性化的康复治疗方案，指导康复训练，提高患者口腔功能和生活质量。希望口腔功能评估和相应的康复治疗，可以帮助 SMA患者改善口腔功能，提高生活质量，促进康复和健康。

## 第 3 节　患者口腔面部肌肉动力系统的手法治疗

### （一）手法治疗

手法治疗是一种康复方法，通过手法治疗刺激人体的神经、肌肉和韧带等组织，改善其功能和运动能力。手法治疗的原理是通过手法刺激机体，促进神经肌肉系统的正常功能，增强肌肉的力量和灵活性，改善关节的活动度和稳定性，从而达到康复治疗的目的。

1.按摩

按摩是一种常见的手法治疗技术，可以通过手法刺激机体，促进血液循环，缓解肌肉疼痛和僵硬感，改善肌肉的柔韧性和弹性。按摩可以用手指、手掌、拇指等进行，按摩的力度和速度需要根据患者的个体差异进行调整。

2. 牵引

牵引是一种拉伸肌肉和韧带的手法治疗技术，可以通过拉伸刺激，增加肌肉的长度和弹性，改善关节的运动范围和稳定性。牵引可以通过手动牵引、机械牵引等方式进行，需要根据患者的个体差异和病情进行调整。

（1）卧位肌筋膜松解。患者取卧位，对两侧的颞肌、咬肌、翼内肌、翼外肌、胸锁乳突肌弹拨 2 ～ 3 次。

（2）坐位肌筋膜松解。患者取坐位，将小指深入口腔内，弹拨翼内肌、翼外肌 2 ～ 3 次。

（3）颈椎调整。双手轻轻牵伸患者头部，示指卡于第 2 颈椎和第 3 颈椎之间，使患者头部缓慢后仰并分别向两侧旋转至末端，持续牵引 3 分钟后，头回正。

（4）颈部训练。患者自主进行头屈伸，并分别抗阻 12 次（仰卧前额抗阻头前屈，俯卧枕部抗阻头后伸），每次等长收缩持续抗阻 6 秒。

3. 振动

振动是一种通过机械装置产生振动刺激的手法治疗技术，可以通过振动刺激，增强肌肉的收缩力和协调性，改善肌肉的柔韧性和弹性。振动可以通过手动振动、机械振动等方式进行，需要根据患者的个体差异和病情进行调整。

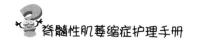

### 4. 压力

压力是一种通过手法施加压力的治疗技术，可以通过压力刺激，增强肌肉的收缩力和协调性，改善肌肉的柔韧性和弹性。压力可以用手指、手掌、拇指等施加，需要根据患者的个体差异和病情进行调整。

## （二）手法治疗的应用

手法治疗在 SMA 口腔面部肌肉动力系统的康复治疗中具有重要的应用价值。以下是手法治疗在 SMA 口腔面部肌肉动力系统康复治疗中的应用。

### 1. 口腔功能训练

手法治疗可以通过按摩、牵引、振动、压力等手法刺激口腔面部肌肉，促进口腔功能的恢复和提高。例如，通过按摩颊肌、咀嚼肌、舌肌等肌肉，可以改善口腔肌肉的柔韧性和弹性，增强肌肉的收缩力和协调性，提高口腔的咀嚼和吞咽能力。

### 2. 言语训练

手法治疗可以通过按摩、振动、牵引、压力等手法刺激口腔面部肌肉，促进言语能力的恢复和提高。例如，通过按摩口唇、舌头、颊肌等肌肉，可以改善口腔肌肉的柔韧性和弹性，增强肌肉的收缩力和协调性，提高言语的清晰度和流畅度。

### 3. 面部表情训练

手法治疗可以通过按摩、振动、牵引、压力等手法刺激面部肌肉，促进面部表情的恢复和提高。例如，通过按摩面部肌肉，可以改善面部肌肉的柔韧性和弹性，增强肌肉的收缩力和协调性，提高面部表情的自然度和流畅度。

### （三）手法治疗的注意事项

手法治疗是一种非常有效的康复方法，但需要注意以下事项。

（1）手法治疗需要由具备相应的技能和经验的专业人员进行。

（2）手法治疗需要根据患者的个体差异和病情进行调整，不能一刀切。

（3）手法治疗需要注意治疗的部位和强度，避免对患者造成不必要的伤害。

（4）手法治疗需要注意治疗的时间和频率，避免过度治疗对患者造成不必要的负担。

（5）手法治疗需要与其他康复方法相结合，综合治疗效果更佳。

手法治疗是一种非常有效的康复方法，可以帮助 SMA 患者改善口腔面部肌肉动力系统的功能，提高生活质量，但需要由专业人员进行，注意治疗的部位、强度、时间和频率等问题。手法治疗与其他康复方法相结合，治疗效果更佳。

## 第 4 节　患者居家下颌功能运动训练

在 SMA 患者的日常照护中，口腔功能的训练是至关重要的一环。口腔功能训练可以通过主动张口、被动张口、下颌前伸、侧方运动及吞咽运动等多种方式来进行。这些训练可以帮助患者增强咀嚼肌的肌力,改善颞颌关节的活动度,提高经口摄食能力,改善吞咽情况。通过不断的训练,SMA 患者的口腔功能和生活质量可以提高。

### （一）主动张口训练

主动张口训练是指 SMA 患者自主进行张口动作的训练。这种训练可以帮助患者增强口腔肌肉的力量和灵活性,提高口腔的开合能力。照护者可以指导患者进行张口运动,可以是简单的张开嘴巴,也可以进行口腔肌肉的伸展和放松动作,每天进行多次,每次持续数分钟。

### （二）被动张口训练

被动张口训练是指照护者通过外力帮助患者进行张口动作的训练。由于 SMA 患者的肌力减弱,可能无法完成完整的张口动作,照护者可以借助适当的外力帮助患者进行张口训练,帮助患者训练口腔肌肉的伸展和放松,分别进行自主、被动最大张口,感受肌肉紧绷,维持 5 秒,然后放松,每组 15 次,一天 3 组。

### （三）下颌前伸训练

下颌前伸训练是指通过前伸下颌的动作来训练口腔肌肉。这种训练可以帮助增强下颌肌肉的力量和灵活性,改善下颌的活动度。照护者可以指导患者进行下颌前伸的动作,分别进行最大前伸下颌、最大侧向运动下颌,感受肌肉紧绷,维持 5 秒,然后放松，每组 15 次，一天 3 组。

## （四）侧方运动训练

侧方运动训练是指通过左右侧方运动来训练口腔肌肉。这种训练可以帮助增强口腔肌肉的协调性和灵活性，提高口腔的运动能力。照护者可以指导患者进行左右侧方运动的训练，每天进行多次，每次持续数分钟。

## （五）吞咽运动训练

吞咽运动训练是指通过模拟吞咽动作来训练口腔肌肉。这种训练可以帮助增强口腔肌肉的协调性和力量，提高吞咽的效率和流畅度。照护者可以指导患者进行吞咽运动的训练，每天进行多次，每次持续数分钟。

## （六）其他训练

闭紧嘴唇，大幅度地做咀嚼动作 5 次，一天 3 组。快速伸缩舌运动：将舌伸出口外，进行快速的上、下、左、右运动 5 次，一天 3 组。用汤匙抵住舌尖进行抗阻训练 5 次，一天 3 组等。这些锻炼可以实现增强咀嚼肌的肌力、改善颞颌关节关节活动度的目标，提高经口摄食能力，改善吞咽情况。以上口腔功能训练，可以帮助 SMA 患者增强口腔肌肉的肌力、改善颞颌关节的关节活动度，提高经口摄食能力，改善吞咽情况。这些训练需要照护者足够的耐心和细心，需要照护者与患者建立良好的沟通和信任关系，确保训练的有效性和安全性。同时，需要根据患者的具体

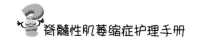

情况和进展，调整训练计划，确保训练的科学性和有效性。

除了口腔功能训练，对于 SMA 患者的照护还需要注意饮食调理、呼吸训练、康复评估等。综合的照护和训练，可以帮助 SMA 患者提高生活质量，改善口腔功能，增强自理能力，促进康复和健康。希望通过不懈的努力和照护，SMA 患者可以拥有更高质量的生活。

## 第 5 节　患者口腔卫生维护及急症治疗

口腔卫生维护和急症治疗对于 SMA 患者的口腔健康至关重要。由于 SMA 患者可能存在口腔肌肉功能受损、吞咽困难及其他口腔系统问题，因此需要特别关注口腔卫生和急症治疗，以维护患者的口腔健康和功能。在照护者的辅助下，患者可以进行口腔卫生维护，包括漱口、刷牙和定期涂氟。此外，对于出现张口受限或颞颌关节运动障碍的 SMA 患者，急症治疗可能需要采取特殊的措施，如局部麻醉，以使患者能够配合口腔内治疗。以下将详细介绍口腔卫生维护和急症治疗在 SMA 患者中的重要性和具体措施。

### （一）口腔卫生不良对 SMA 患者的影响

（1）呼吸道感染：口腔卫生不良会导致口腔内细菌滋生，增加呼吸道感染的风险，对 SMA 患者的呼吸系统造成危害。

（2）牙周疾病：口腔卫生不良容易导致牙龈炎、牙周炎等口腔疾病，影响患者的口腔健康。

（3）生活质量：口腔卫生不良会降低 SMA 患者的生活质量，增加患者的痛苦和不适感。

## （二）口腔卫生维护方式

（1）口腔卫生护理：SMA 患者可能无法进行正常的口腔卫生护理，需要家人或护理人员的帮助。定期刷牙、使用牙线、漱口等是维护口腔卫生的基本方法，家人或护理人员应该在患者无法自理时帮助其进行口腔卫生护理。

（2）饮食调理：SMA 患者可能存在吞咽困难的情况，需要注意饮食的选择和口腔卫生的相关护理。建议选择软食或半流质食物，避免食物残渣在口腔中残留，导致口腔卫生问题。

（3）口腔护理用品：选择适合 SMA 患者的口腔护理用品，如软毛牙刷、漱口水等，以减少口腔刺激和提高口腔卫生效果。

（4）定期口腔检查：定期到口腔医生处进行口腔检查，及时发现口腔健康问题并进行处理。

## （三）急症治疗

SMA 患者可能因为张口受限或颞颌关节运动障碍而需要口腔急症治疗，如牙髓炎、牙周脓肿等。在这些情况下，需要采取特殊的措施，以确保患者能够配合口腔内治疗。

1.局部麻醉

对于出现张口受限的 SMA 患者，可以采取在双侧翼下窝内注射局部麻醉药物（如 2% 利多卡因）。这可以使咬肌、翼内肌等闭口肌群松弛，从而增大开口度，使患者能够配合相应的口腔内治疗。

2. 口腔内治疗

一旦患者的张口度增大，就可以进行相应的口腔内治疗，如牙体治疗、牙周疾病的处理等。这些治疗有助于缓解患者的口腔疼痛，并维护口腔健康。

在综合治疗中，口腔卫生维护和急症治疗是不可或缺的一部分。定期的口腔卫生维护和及时的急症治疗可以帮助 SMA 患者维持口腔健康和功能，减少与口腔相关的疼痛和并发症，从而提高生活质量。

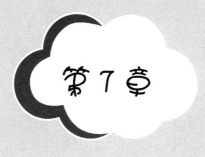

# 患者康复训练

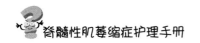

## 第1节　患者康复评估

SMA 是一种罕见的神经肌肉系统疾病，通常由基因突变引起。这种疾病会导致肌肉无法正常发育和运动，严重影响患者的运动能力和生活质量。根据患者的发病年龄、自然病程和最大运动能力，SMA 可以分为 I ～ Ⅳ 型。发病年龄越早，病情越重。I型患儿病情最重，若不治疗，一般存活不超过 1 个月；而Ⅲ型和Ⅳ型一般能达到正常寿命。在 SMA 的功能评估中，匹配患儿的功能状态和病情程度至关重要。针对不同类型的 SMA 患儿，功能评估项目应当综合考虑多个方面。

首先，运动功能水平是一个重要的评估项目，能够帮助医生和康复专家了解患者的运动能力和自理能力。其次，肌肉力量和关节活动范围的评估可以帮助确定患者的肌肉状态和关节功能情况，为后续的康复训练和治疗提供重要参考。挛缩、脊柱曲度和髋关节情况也需要被纳入评估范围，这些因素会对患者的生活质量产生重要影响。

对于不能独坐者，评估项目还应包括胸廓有无畸形、吞咽是否困难、通气是否不足及坐姿耐受时间等方面。这些项目有助于全面了解患者的呼吸和营养状况，为个性化的康复治疗方案提供重要信息。

对于能独坐者和能独走者，移动能力、耐力及疲劳情况也是非常重要的评估项目。这些方面的评估有助于了解患者的日常生活能力和活动水平，为康复训练提供重要参考依据。

　　除了以上提到的项目，患者的精神和心理状态也需要被纳入功能评估的范围。由于 SMA 会对患者的生活产生重大影响，因此了解患者的心理健康状态和社交能力对于提供全面的康复支持至关重要。综合考虑患者的生理、心理和社交方面的情况，可以帮助制订更加全面和有效的康复计划。

　　此外，对于 SMA 患者及其家庭来说，了解病情的严重程度和个体差异，以及进行全面的功能评估，对于制订康复计划和提供全面的支持至关重要。希望这些信息能够帮助更多人了解SMA，并为患者提供更好的关怀和支持。通过全面的功能评估，医护人员可以更好地了解患者的健康状况，制订个性化的康复方案，帮助患者最大限度地提高生活质量。

## （一）运动功能

　　运动功能评估在 SMA 患者的治疗和康复中起着至关重要的作用。SMA 是一种罕见的神经肌肉疾病，其严重程度和表现形式因患者年龄和病情而异。因此，针对 SMA 患者的运动功能评估需要根据其年龄和功能状况选择适合的评估量表，以便全面了解其运动功能情况。

　　对于 SMA 患者中的不能独坐者，建议使用费城儿童医院神经肌肉疾病评估量表。这个量表专门对婴儿的神经肌肉功能进行评估，可以帮助医护人员了解婴儿的肌肉力量、动作能力和整体功能状态。

　　对于能独坐者，有几种评估量表可以选择。上肢模块测试修

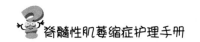

订版可以用于评估上肢功能，而 Hammersmith 运动功能量表扩展版和运动功能评估量表 32 项则是用于评估全身运动功能的工具。这些评估量表可以帮助医护人员全面了解患者的运动功能，从而更好地制订个性化的治疗方案。

对于能独走者，建议使用 6 分钟步行试验来评估步行耐力。这个评估工具可以帮助医护人员了解患者的步行能力和耐力，对于制订康复计划具有重要意义。需要注意的是，随着疾病修正治疗药物的应用，SMA 患者的寿命和整体功能得到改善。因此，运动功能评估可能会受到患者体形及功能调整的影响。在进行评估时，医护人员需要密切关注这些变化，以确保评估结果的准确性和全面性。全面的运动功能评估对于 SMA 患者的治疗和康复至关重要。选择适当的评估量表，并考虑患者的整体情况和疾病修正治疗的影响，将有助于提供更全面和个性化的治疗方案，帮助患者提高生活质量。

## （二）肌力

SMA 是一种罕见的神经肌肉疾病，会导致患者的肌肉逐渐萎缩并失去力量。肌力是评估 SMA 患儿病情严重程度和疾病进展的重要指标之一。因此，对于 SMA 患者的肌力评估需要选择合适的方法和工具。

徒手肌力测定法是一种简单易行的方法，可以用于评估 SMA 患者的肌力。这种方法不需要任何仪器设备，只需要医护人员进行手动测试即可。测试时，医护人员可以让患者做一些简单的肌肉收缩动作，如握拳、伸直手臂等，然后评估患者的肌力情况。这种方法的优点是简单易行，适用于各个年龄段的患者，但缺点是受医护人员主观因素的影响，评估结果可能存在误差。英国医学研究理事会提出的百分比肌力评估法是一种比较客观的肌力评估方法。这种方法通过患者肌肉最大收缩力和同龄正常儿童肌肉最大收缩力的比值来评估患者的肌力情况。这种方法的优点是相对客观，不受医护人员主观因素的影响，但缺点是需要专业的测量仪器和设备，对测试环境和操作要求较高。

定量肌力测定法是一种更为精确的肌力评估方法，可以用于量化患者肌力的微小变化。它通过测量患者肌肉最大收缩力的数值来评估患者的肌力情况。这种方法的优点是精确度高，可以监测患者肌肉力量的微小变化，缺点是需要专业的测量仪器和设备，对测试环境和操作要求较高。

在进行 SMA 患者的肌力评估时，需要考虑到患者的年龄、病情严重程度、运动能力等因素。对于无法进行徒手肌力测定的患者，可以使用英国医学研究理事会提出的百分比肌力评估法或定量肌力测定法进行评估。在进行评估时，需要注意测试环境和操作的标准化，以确保评估结果的准确性和可靠性。肌力评估在 SMA 患者的治疗和康复中起着至关重要的作用。应针对不同年龄段和不同病情严重程度，为患者选择适合的肌力评估方法和工具，以便全面了解患者的肌力情况，制订个性化的治疗方案，帮助患者提高生活质量。

## （三）关节活动范围

关节活动范围是评估 SMA 患者关节功能的重要指标。由于 SMA 患者常出现关节挛缩和活动受限的情况，及时监测和评估关

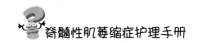

节活动范围对于制订有效的康复治疗方案至关重要。

对于 SMA 患者来说，常见的活动受限关节包括膝关节、肘关节、踝关节等。在进行关节活动范围的评估时，需要考虑到患者的年龄、病情严重程度及对康复治疗的响应情况。

建议采用量角器测量活动受限的关节，至少每年 2 次，以及时发现并跟踪关节活动范围的变化。量角器是一种用于测量关节活动范围的工具，通过角度测量来评估关节的屈曲和伸展程度。使用量角器进行定期测量，可以及时发现关节活动受限的情况，并评估其严重程度，有助于制订相应的康复治疗方案。

对于 SMA 患者来说，关节活动受限和挛缩是常见的并发症，会严重影响患者的生活质量和日常活动能力。因此，定期使用量角器测量活动受限的关节，可以帮助医护人员及时发现并跟踪关节问题的变化，为制订有效的康复治疗方案提供重要依据，改善患者的生活质量。

### （四）脊柱曲度

脊柱侧凸是脊柱曲度异常的一种，它是指脊柱在侧面呈现 S 形或 C 形曲度，通常是由脊柱的侧向弯曲导致的。对于 SMA 患者来说，脊柱侧凸是一种常见的并发症，超过 60% 的 SMA 患者会出现继发的脊柱侧凸。这种侧凸通常在年幼时就会出现，并随着年龄的增长而逐渐加重，严重影响患者的生活质量和日常活动能力。为了及时发现和跟踪 SMA 患者的脊柱侧凸情况，建议对患者进行常规的脊柱体格检查和全脊柱正侧位 X 线检查。这些检查通常应该在坐位或站立位等直立姿势下进行，以便更准确地评估脊柱的曲度情况。

当脊柱侧凸角度大于 20° 时，应该每 6 个月进行一次监测，直至患者的骨骼发育成熟，随后改为每年监测一次。脊柱侧凸不仅呈现外观的变形，更重要的是它可能会对患者的呼吸功能和身体姿势造成影响。脊柱侧凸可能会导致肺部功能受限，进而影响患者的呼吸能力，增加呼吸道感染的风险。此外，严重的脊柱侧凸还可能导致身体姿势的不稳定，影响患者的坐立和行走能力。因此，对于 SMA 患者来说，及时监测和评估脊柱侧凸的情况，有助于及早发现并采取相应的干预措施。在进行脊柱侧凸的监测和评估时，需要考虑到患者的年龄、病情严重程度及对治疗的响应情况。针对脊柱侧凸的干预措施通常包括物理治疗、矫形治疗及手术治疗等。定期进行脊柱侧凸监测，可以及时发现并跟踪脊柱曲度的变化，为制订个性化的治疗方案提供重要依据，有助于减少脊柱侧凸对患者生活质量的影响。

## （五）髋关节情况

SMA 是一种遗传性疾病，主要影响患者的运动神经元，导致肌肉无法正常发育和运动功能受损。SMA 患儿常面临髋关节脱位的并发症，这可能是由于肌肉无法提供足够的支持和稳定性，导致髋关节位置异常。

对于 SMA 患者来说，应及时发现和跟踪髋关节脱位，以便及早采取相应的治疗措施，减轻对患者的影响。为了及时发现 SMA 患者是否伴有髋关节脱位，医生可以通过评估屈髋外展外旋活动度及双下肢是否等长等方式进行筛查。

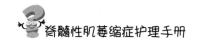

屈髋外展外旋活动度的评估可以观察患者的髋关节活动范围，双下肢是否等长的检查可以初步排除髋关节脱位导致的下肢长度不等情况。如果初步评估存在可疑情况，那么建议进行髋关节超声检查（6月龄以内）或髋关节正位、蛙式位X线检查（6月龄以上），以明确是否存在髋关节脱位。

髋关节超声检查是一种无创的检查方法，适用于婴幼儿，可以帮助医生观察髋关节的结构和位置，从而判断是否存在脱位的情况。这种检查方法对于婴幼儿来说更为适用，因为他们的骨骼结构尚未完全发育，超声检查可以更清晰地观察到髋关节的情况。而对于年龄较大的患儿，髋关节正位、蛙式位X线检查则可以提供更清晰的骨骼结构图像，有助于医生准确判断髋关节是否脱位。

一旦确诊患儿存在髋关节脱位，医生通常会根据患儿的具体情况制订个性化的治疗方案。治疗髋关节脱位的方法包括物理治疗、矫形治疗及手术治疗等。通过早期的筛查和确诊，可以及时采取有效的治疗措施，有助于减轻髋关节脱位对患儿的影响，提高患儿的生活质量。

总之，对于SMA患儿来说，髋关节脱位是一种常见的并发症，对患儿的生活质量和日常活动能力造成严重影响。因此，建议通过评估屈髋外展外旋活动度和双下肢是否等长等方式进行筛查，及时发现并跟踪髋关节脱位的情况，为制订有效的治疗方案提供重要依据，降低脱位对患儿的影响。

### （六）吞咽功能

吞咽功能对于SMA患儿来说至关重要，因为吞咽障碍可能会导致严重的并发症，如营养不良、误吸、吸入性肺炎及窒息等。吞咽功能评估可以帮助医生及时发现吞咽问题，并制订相应的治疗和管理方案，以减少并发症的发生，提高患儿的生活质量。

当进行吞咽功能的评估时，医生通常会采用多种方法来全面了解患儿的吞咽情况。以下是一些常见的吞咽功能评估方法。

1. 洼田饮水试验

洼田饮水试验是一种简单而有效的方法，通过观察患儿在饮水时的吞咽动作，来初步评估患儿的吞咽功能。医生会观察患儿的口腔准备、吞咽动作的协调性及咽喉清除的情况，以初步了解患儿的吞咽功能。

2. 神经肌肉疾病吞咽功能量表

神经肌肉疾病吞咽功能量表是一种常用的评估工具，可以帮助医生系统地评估患儿的吞咽功能，包括口腔准备、吞咽过程和咽喉清除等方面的功能。

3. 吞咽造影检查

对于一些有特殊情况的患儿，可能需要进行吞咽造影检查。吞咽造影检查是一种影像学检查方法，通过 X 线检查或者其他影像技术观察患儿吞咽过程中的水或食物通过食管的情况，从而更直观地了解患儿的吞咽功能和可能存在的问题。

这些评估方法可以帮助医生全面了解患儿的吞咽情况，从而制订个性化的治疗和管理方案。

在面对 SMA 患儿的吞咽功能问题时，多学科合作也是非常重要的。由于吞咽功能受到多种因素的影响，如肌肉力量、神经控制、口腔协调等，因此需要神经科医生、康复医生、言语治疗

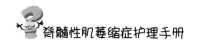

师、营养师等多学科专家共同合作，为患儿提供全面的吞咽功能
评估和治疗方案。多学科合作可以更全面地了解患儿的吞咽情
况，并制订更有效的治疗和管理方案，以提高患儿的生活质量。

### （七）呼吸功能

SMA 患儿最常见的致死原因是呼吸衰竭，因此对 SMA 患儿
的呼吸功能评估和管理至关重要。建议对 SMA 患儿应至少每 3
个月评估 1 次呼吸功能。呼吸功能评估包括咳嗽力度、呼吸频率、
呼吸功、是否存在矛盾呼吸、胸廓形状和皮肤颜色（发绀或苍
白）。这些指标可以反映患儿的呼吸功能状态，有助于及时发现呼
吸问题并采取相应的治疗措施。

如果患儿出现呼吸困难或有呼吸系统感染表现，如呼吸费力
或合并发热、咳嗽、呼吸急促等，建议进行胸部 X 线检查。这可
以帮助医生了解患儿的肺部情况，及时发现肺部感染等问题。

不能独坐的 SMA 患儿应每 3 个月监测血氧饱和度和气体交
换功能。这些指标可以反映患儿的呼吸功能状态，有助于及时发
现呼吸问题并采取相应的治疗措施。有条件的话，可以采用耳血
动脉血气分析或呼气末二氧化碳与经皮二氧化碳监测，更加准确
地了解患儿的呼吸功能状态。

不能独走的 SMA 患儿应每 3 ～ 6 个月进行 1 次肺功能和睡眠
呼吸监测。肺功能评估可以帮助医生了解患儿的肺部功能状态，
及时发现肺部问题并采取相应的治疗措施。睡眠呼吸监测可以帮
助医生了解患儿的睡眠呼吸状态，及时发现睡眠呼吸问题并采取
相应的治疗措施。有条件的话，可以采用多导睡眠监测，以更加

准确地了解患儿的睡眠呼吸状态。

能独走的 SMA 患儿应每 12 个月评估 1 次肺功能，以判断是否合并睡眠呼吸暂停或存在通气不足的症状如打鼾、晨起头痛、日间嗜睡等。这可以帮助医生了解患儿的肺部功能状态和睡眠呼吸状态，及时发现肺部问题和睡眠呼吸问题并采取相应的治疗措施。

总之，呼吸功能评估和管理对于 SMA 患儿的生命质量和寿命具有重要意义。定期的呼吸功能评估有助于及时发现呼吸问题并采取相应的治疗措施，可以帮助 SMA 患儿减少并发症的发生，提高生活质量。

## （八）营养状况

SMA 患者的肌肉会逐渐萎缩，导致身体功能受限。由于肌肉的消耗和萎缩，SMA 患儿往往存在营养问题。因此，对于 SMA 患儿进行营养管理至关重要。

Ⅰ型 SMA 患儿往往存在体重不足的问题。因此，建议对其进行定期的体格指标测量，包括体重、身高和上臂围等。这些数据可以用来制订 SMA 特异性生长百分比曲线，目标是至少达到世界卫生组织参考数据的第 3 百分位数。此外，还需要关注其饮食情况，尤其是蛋白质和能量的摄入量。对于营养不良的患儿，可以采用口服营养补充剂或者给予胃肠外营养支持等方法，以提高其营养水平。

Ⅱ型 SMA 患儿可能存在营养过剩的问题。因此，需要对其膳食结构进行调查，分析宏量和微量营养素的摄入情况。此外，还需要检测生化指标，如骨碱性磷酸酶、维生素、矿物质和血脂等，以评估患儿的营养状况。对于营养过剩的患儿，可以采用限制能量和脂肪摄入的措施，以控制其体重和脂肪含量。除了上述方法外，有条件的情况下，还可以通过间接测热法测量患儿的静息能量消耗，从而了解其能量代谢情况。这些方法可以帮助医生全面评估患儿的营养状况，及时发现并解决营养问题。需要注意的是，SMA 患儿的营养管理需要有针对性地制订方案。

不同类型的 SMA 患儿存在不同的营养问题，需要采取不同的营养干预措施。因此，需要由专业的医疗团队制订个性化的营养管理方案，以确保患儿健康成长。同时，定期的营养监测和评估也是非常重要的，可以及时发现并解决营养问题，提高患儿的生活质量。

## （九）生活质量

SMA 患者的肌肉会逐渐萎缩，导致身体功能受限。SMA 患儿在生活中面临诸多挑战，包括肌力减退、运动功能受限、呼吸困难等问题，这些都对他们的生活质量造成了严重影响。因此，评估 SMA 患儿的生活质量可以帮助医生了解他们的生活状态、需求和心理健康状况，从而制订更加全面和个性化的治疗方案。

在评估 SMA 患儿的生活质量时，建议采用患者报告结局（patient reported outcomes，PRO）和儿童生活质量测定量表（PedsQL 4.0）通用核心量表进行评估。PRO 是指通过患者自身的主观感受和体验来评价疾病对生活的影响，包括身体、心理、社交和情感等方面。PedsQL 4.0 通用核心量表是一种常用的生活质量评估工具，适用于 2 ～ 18 岁的儿童，包括患有慢性疾病的儿童。该量表包括儿童自我报告和家长报告两个版本，涵盖了生理、心理和社交等多个方面，可以全面评估患儿的生活质量。

在进行生活质量评估时，首先需要了解患儿的日常生活情况，包括活动能力、社交互动、情绪状态等方面。使用 PRO 和 PedsQL 4.0 通用核心量表，可以深入了解患儿的生活状态和需求。PRO 可以直接从患儿口中获取信息，了解他们对疾病影响的感受和需求，包括身体功能、疼痛、疲劳、情绪等方面。而 PedsQL 4.0 通用核心量表则可以从患儿和家长的角度全面评估患儿的生活质量，包括身体功能、情感状态、社交互动等方面，从而为医生提供更加全面的信息。

评估 SMA 患儿的生活质量不仅有助于了解其生活状态和需求，还可以帮助医生制订更加个性化的治疗方案。通过了解患儿的生活质量，医生可以更好地关注其需求，并提供相应的支持和帮助，从而改善患儿的生活状态和心理健康。此外，生活质量评估还可以帮助医生了解治疗效果，及时调整治疗方案，提高患儿的生活质量。总之，评估 SMA 患儿的生活质量对于制订个性化的治疗方案、改善患儿的生活状态和心理健康非常重要。采用 PRO 和 PedsQL 4.0 通用核心量表进行评估，可以全面了解患儿的生活状态和需求，为医生提供更加全面的信息，从而提高患儿的生活质量。

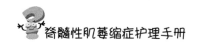

## 第 2 节　不可独坐者的康复护理

### （一）体位摆放及姿势控制

对于不能独坐的患儿，需要采取一系列的辅助措施来帮助他们维持适当的卧位姿势、坐位姿势和站立姿势，以促进肌肉和骨骼的发育，预防肌肉僵硬和关节畸形，并改善呼吸功能。使用沙袋、成型枕、楔形垫等辅助卧位姿势设定，应用定制座椅维持坐位，使用站立架辅助站立，夜间佩戴踝足矫形器，每次至少60分钟，并逐渐增加至整晚（每周5次），设定坐位和站立位等抗重力体位时须用颈胸部支具提供头部及躯干支撑以降低窒息风险，同时应依据患儿的呼吸能力调整支具（如在支具的腹部位置开口以免限制呼吸）等。

对于不能独坐的患儿，卧位姿势的设定至关重要。使用沙袋、成型枕和楔形垫等辅助工具帮助患儿维持适当的卧位姿势，减少肌肉僵硬和关节畸形的发生。这些辅助工具可以根据患儿的具体情况定制，以确保他们在睡眠中得到良好的支撑。

对于坐位姿势的维持，定制座椅是一个非常有效的辅助工具。定制座椅可以根据患儿的身体特征和需求进行设计，以提供良好的支撑，帮助患儿在坐位时维持适当的姿势，减少肌肉疲劳和不适感。此外，对于不能独立站立的患儿，使用站立架可以提供必要的支撑，帮助他们进行站立训练。站立训练对于患儿的骨骼和肌肉发育非常重要，同时也有助于改善其循环和呼吸功能。夜间佩戴踝足矫形器也是一种重要的辅助措施。夜间佩戴踝足矫形器，可以帮助患儿维持适当的足部姿势，减少足部畸形的发生，促进足部的正常发育。在设定坐位和站立位等抗重力体位时，需要使用颈胸部支具提供头部及躯干支撑，以降低窒息风险。同时，根据患儿的呼吸能力调整支具，确保不会限制呼吸。例如，在支具的腹部位置开口，以免限制呼吸。

对于不能独坐的患儿，采取以上辅助措施可以帮助他们维持适当的姿势，促进肌肉和骨骼的发育，改善呼吸功能，减少并发症的发生，提高生活质量。这些辅助措施需要根据患儿的具体情况进行个性化设计和调整，以达到最佳的效果。同时，家庭成员和医护人员需要接受相关的培训，以确保正确使用和维护这些辅助工具，从而为患儿提供更好的支持和照顾。

### （二）关节牵伸和活动度维持

SMA 患者常常面临肌肉无力、肌肉萎缩、关节畸形等问题。在 SMA 患儿的护理中，关节牵伸和活动度的维持至关重要。通过定时的牵伸和活动，可以预防或减少关节挛缩的发生，促进肌肉和关节的正常发育，提高患儿的生活质量。

首先，徒手牵伸是一种简单而有效的方法。对于 SMA 患儿，家属或护理人员可以通过轻柔的按摩和牵伸来帮助患儿保持关节的灵活性。在进行徒手牵伸时，需要特别注意避免过度牵伸或用力过大，以免造成患儿不适。在进行牵伸时，可以结合适当的呼吸训练和放松技巧，帮助患儿更好地接受牵伸治疗，同时缓解紧

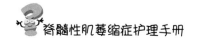

张和焦虑情绪。

其次，矫形器也是一种重要的辅助工具。针对 SMA 患儿的不同关节畸形和功能障碍，可以定制相应的矫形器，帮助患儿维持关节的正常活动度。矫形器可以提供适当的支撑和牵引，减少关节挛缩和畸形的发生，同时促进肌肉和骨骼的正常发育。在使用矫形器时，需要根据患儿的具体情况进行个性化设计和调整，确保矫形器的舒适度和有效性。

最后，在进行关节牵伸和活动度维持时，需要注意以下几点。①牵伸的力度和频率需要逐渐增加，避免过度牵伸造成患儿不适。②在进行牵伸时，需要密切观察患儿的反应，及时调整牵伸的方式和力度。③在使用矫形器时，需要定期检查和调整，确保矫形器的适应性和有效性。④家属和护理人员需要接受相关的培训，了解正确的牵伸技巧和矫形器的使用方法，以确保患儿得到正确的护理和支持。

综上所述，用徒手牵伸和用矫形器等训练，可以帮助 SMA 患儿维持关节的活动度，预防或减少关节挛缩和畸形的发生，促进肌肉和骨骼的正常发育。这些护理措施需要根据患儿的具体情况进行个性化设计和调整，同时家属和护理人员需要密切配合，确保患儿得到良好的护理和支持。关节牵伸和活动度的维持训练可以提高 SMA 患儿的生活质量，减少并发症的发生，为他们的健康和幸福提供更好的保障。

## 第 3 节　可独坐者的康复护理

### （一）体位摆放及姿势控制

SMA 是一种罕见的神经肌肉疾病，主要影响运动神经元，导致肌肉无力和萎缩。SMA 患儿常常面临坐位、站立、转身等方面的困难，这些问题会影响患儿的生活质量和日常活动能力。为了帮助 SMA 患儿维持良好的躯干姿势和下肢对线，减少日常活动中的困难，推荐佩戴胸－腰－骶椎矫形器、膝－踝－足矫形器、站立架等辅助设备。

对于能独坐的 SMA 患儿，推荐佩戴胸－腰－骶椎矫形器以辅助坐位或站立位时维持良好的躯干姿势。胸－腰－骶椎矫形器是一种可以支撑躯干的设备，可以帮助患儿维持良好的躯干姿势，减少躯干倾斜和侧弯的发生。佩戴胸－腰－骶椎矫形器，可以帮助患儿更好地维持坐位或站立，减少躯干姿势不良的情况，提高日常活动能力。同时，推荐使用膝－踝－足矫形器、站立架等维持下肢对线及辅助站立。膝－踝－足矫形器是一种可以支撑下肢的设备，可以帮助患儿维持下肢对线，减少下肢内收或外展的情况。佩戴膝－踝－足矫形器可以帮助患儿更好地维持坐位或站立，提高日常活动能力。

另外，站立架是一种辅助站立的设备，佩戴站立架，可以帮助患儿进行站立训练，提高站立能力和日常活动能力。转身时，

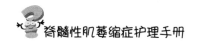

建议使用颈部支具保护。颈部支具是一种可以支撑颈部的设备，可以帮助患儿维持颈部的稳定性，减少颈部扭曲和振荡。佩戴颈部支具，可以帮助患儿更加安全地转身，减少意外伤害的发生。在夜间，推荐佩戴踝足矫形器，每次至少 60 分钟，并逐渐增加至整晚，每周 5 次。佩戴踝足矫形器可以帮助患儿维持下肢对线，预防下肢内收或外展，帮助患儿更好地休息，减少夜间不适和疼痛的情况。

对于 SMA 患儿来说，佩戴胸－腰－骶椎矫形器、膝－踝－足矫形器、站立架等辅助设备可以帮助维持良好的躯干姿势和下肢对线，减少日常活动中的困难。在转身时，建议使用颈部支具保护。在夜间，推荐佩戴踝足矫形器，减少夜间不适和疼痛的情况。在使用这些辅助设备时，需要注意个性化调整和与专业医护人员合作，确保设备的安全性和有效性。综合的辅助训练，可以更好地帮助 SMA 患儿提高日常生活活动能力和生活质量。

### （二）关节牵伸和活动度维持

在 SMA 患儿中，由于肌肉无力和萎缩，容易出现肌肉挛缩和关节僵硬的情况。因此，对于 SMA 患儿来说，定时的牵伸训练是非常重要的，它可以帮助预防或减少挛缩的发生，维持关节的活动度和柔韧性。在进行牵伸训练时，可以选择徒手牵伸或矫形器辅助。

徒手牵伸是指通过手动的方式来进行牵伸训练，可以根据患儿的情况和需要，针对各个关节进行牵伸。例如，可以进行手臂、腿部、脊柱等部位的牵伸训练，帮助维持关节的柔韧性和活动度。另外，借助矫形器可以对特定部位进行有针对性的牵伸训练。通过矫形器的辅助，可以更好地进行牵伸训练，提高训练的效果。在进行牵伸训练时，需要注意训练的频率和强度。通常建议每周至少进行 5 次牵伸训练，可以根据患儿的情况适当调整训练的频率和强度。在进行牵伸训练时，要温和地进行牵伸动作，避免过度牵伸损伤关节和肌肉。定时的牵伸训练可以帮助预防或减少挛缩的发生，维持关节的活动度和柔韧性，提高患儿的生活质量。

除了牵伸训练外，还可以通过其他方式来帮助预防或减少挛缩的发生。例如，可以进行适当的被动运动，通过被动运动来帮助维持关节的活动度和柔韧性。同时，还可以进行适当的功能训练，帮助患儿维持日常生活的功能和活动能力。

在进行牵伸训练和其他训练时，还需要注意患儿的情况。每个患儿的情况都是不同的，需要根据患儿的具体情况来进行个性化的训练。同时，还需要与专业医护人员进行沟通，确保训练的安全性和有效性。通过与专业医护人员合作，可以更好地制订合理的训练方案，提高训练的效果和安全性。对于 SMA 患儿来说，定时的牵伸训练可以帮助预防或减少挛缩的发生，维持关节的活动度和柔韧性。通过徒手牵伸或用矫形器等方式进行牵伸训练，可以更好地维持患儿的关节功能，提高其生活质量。同时，还需要注意训练的频率和强度，个性化地进行训练，确保训练的安全性和有效性。这些综合的训练方式，可以更好地帮助 SMA 患儿预防或减少挛缩的发生，提高生活质量。

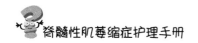

## （三）主动运动能力和日常功能训练

能独坐者推荐进行腰腹部躯干肌群力量训练以改善坐姿耐受及预防脊柱侧凸，基于肌肉功能进行相应的肢体助力运动、抗重力运动或渐进式抗阻肌力训练等改善肌力。通过游泳、轮椅运动等有氧运动提高活动耐力。使用手臂支撑设备辅助上肢活动，使用智能机器人辅助步行训练，用移动设备等辅助步行。对于能够独坐的患者来说，腰腹部躯干肌群力量训练是非常重要的。躯干肌群对于保持良好的坐姿和身体稳定性非常重要，通过适当的力量训练，可以改善坐姿耐受性，减少脊柱侧凸的发生，从而提高生活质量。

在进行腰腹部躯干肌群力量训练时，可以根据肌肉功能进行相应的训练。例如，可以进行助力运动、抗重力运动或渐进式抗阻肌力训练，不同的训练方法和动作，可以有效地提高躯干肌肉的力量和耐力。这些训练包括仰卧起坐、平板支撑、俯卧撑、侧卧抬腿等，通过逐步增加训练的强度和频率，可以帮助提高躯干肌肉的力量和耐力。

除了腰腹部躯干肌群力量训练，还可以通过有氧运动来提高活动耐力。有氧运动可以帮助提高心肺功能和活动耐力。对于能独坐的患者来说，可以通过游泳、轮椅运动等有氧运动来提高身体的活动能力。这些运动可以提高心肺功能和活动耐力，提高生活质量。

在进行有氧运动时，需要注意运动的强度和频率。通常建议进行的有氧运动的强度应该适中，可以根据自己的感觉来调整。

同时，还需要注意运动的频率，通常建议每周进行 3～5 次，每次至少 30 分钟。通过逐步增加有氧运动的时间和强度，提高身体的活动耐力，减少疲劳感，提高生活质量。

在进行腰腹部躯干肌群力量训练和有氧运动时，还可以使用一些辅助设备来进行训练。例如，可以使用手臂支撑设备辅助上肢活动，使用智能机器人辅助步行训练，用移动设备等辅助步行。这些设备可以帮助提高训练的效果和安全性，从而更好地支持和保障能独坐的患者的康复和发展。对于能独坐的患者来说，腰腹部躯干肌群力量训练和有氧运动都是非常重要的。通过适当的力量训练和有氧运动，提高身体的力量、耐力和活动能力，从而改善坐姿耐受性、减少脊柱侧凸的发生，提高生活质量。同时，使用辅助设备可以更好地保障训练的效果和安全性，促进患者康复。

# 第 4 节　可行走者的康复护理

## （一）体位摆放及姿势控制

下肢矫形器是一种帮助患者进行步行训练的辅助设备，它可以通过支撑和调整膝关节、踝关节等部位，帮助患者维持正确的步态和姿势，从而提高他们的步行能力和平衡能力。对于能独走的患者来说，使用下肢矫形器可以帮助他们维持踝、膝关节对线及功能，从而降低因关节不稳定而导致的跌倒和受伤的风险。在

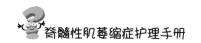

使用下肢矫形器时，需要根据患者的具体情况进行个性化设计和调整，以确保矫形器的支撑和调整能够与患者的身体结构和步态相匹配。例如，对于膝关节不稳定的患者，可以使用膝关节支具来加强膝关节的支撑和稳定性；对于踝关节不稳定的患者，可以使用踝关节支具来加强踝关节的支撑和稳定性。此外，还需要注意矫形器的材质和舒适度，以确保患者舒适、自然地使用矫形器。

除了下肢矫形器外，有些患者还需要佩戴胸部支具以辅助维持躯干姿势。躯干姿势的稳定对于步行能力和平衡能力非常重要，因此在使用下肢矫形器时，需要注意躯干姿势的维持和调整。胸部支具可以通过支撑和调整胸部和腰部支具的位置，帮助患者维持正确的躯干姿势，从而提高他们的步行能力和平衡能力。在佩戴胸部支具时，需要根据患者的具体情况进行个性化设计和调整，以确保支具的支撑和调整能够与患者的身体结构和姿势相匹配。

综上所述，使用下肢矫形器和胸部支具是一种有效的辅助步行训练方法，它可以帮助患者维持正确的步态和姿势，从而提高他们的步行能力和平衡能力。在使用这些辅助设备时，需要注意个性化设计和调整，以确保设备的支撑和调整能够与患者的身体结构和姿势相匹配。同时，还需要注意设备的材质和舒适度，以确保患者在使用设备时感到舒适和自然。科学合理的步行训练和辅助设备的使用，可以为患者的康复和发展提供更好的支持和保障。

### （二）关节牵伸和活动度维持

主动牵伸是一种常见的康复训练方法，主动进行肌肉牵伸和关节活动，可以帮助患者维持关节活动范围和软组织的延展性。对于能独走的患者来说，主动牵伸训练可以帮助他们保持关节的灵活性和活动度，从而减少因关节僵硬和肌肉紧张而导致的步行困难和不适。在进行主动牵伸训练时，需要根据患者的具体情况进行个性化设计和调整，以确保训练的效果和安全性。主动牵伸训练可以通过一系列的肌肉拉伸和关节活动来进行，如屈曲和伸展膝关节、踝关节等动作，可以帮助患者维持这些关节的活动度和灵活性。

　　脊柱和躯干的牵伸训练可以通过扭转和侧弯等动作来进行，从而帮助患者维持躯干的灵活性和稳定性。在进行这些训练时，需要注意动作的幅度和频率，以确保训练的效果和安全性。

　　除了传统的牵伸训练方法外，还可以借助一些辅助工具和设备来进行主动牵伸训练。例如，可以使用拉力带、瑜伽球、瑜伽垫等辅助工具来进行牵伸训练，这些工具可以帮助患者更好地进行牵伸动作，同时还可以提供一定的支撑和稳定性。在使用这些辅助工具时，需要根据患者的具体情况进行选择和调整，以确保训练的效果和安全性。

　　在进行主动牵伸训练时，还需要注意训练的时机和频率。通常建议在进行主动牵伸训练前进行适当的热身活动，以缓解肌肉的紧张和关节的僵硬，从而更好地进行牵伸训练。此外，还需要根据患者的具体情况确定训练的频率和强度，以确保训练的效果和安全性。

　　综上所述，结合主动牵伸训练可以帮助能独走的患者维持关节的活动度和软组织的延展性，从而减少因关节僵硬和肌肉紧张而导致的步行困难和不适。在进行这些训练时，需要根据患者的具体情况进行个性化设计和调整，同时还需要注意训练的时机和频率，以确保训练的效果和安全性。科学合理的主动牵伸训练，可以为患者的康复和发展提供更好的支持和保障。

### （三）有氧运动

有氧运动对于改善肺部功能、增强心肺功能、提高身体的耐力和代谢能力有着显著的益处。对于 SMA 患者来说，适度的有氧运动可以帮助他们保持身体健康，增强肌肉力量，改善呼吸功能，提高生活质量。在进行有氧运动时，SMA 患者需要根据自己的身体状况和医生的建议来选择适合自己的运动方式和强度。

散步是一种简单而有效的有氧运动，适合 SMA 患者进行。患者可以选择一个安静、平坦的地方如公园、小区等散步。散步不仅可以锻炼身体，增强心肺功能，还可以让患者享受大自然的美好，放松身心。

游泳是另一种适合 SMA 患者的有氧运动。水的浮力可以减轻身体负荷，减少肌肉负担，同时水的阻力可以增强肌肉力量，改善肺部功能。患者可以选择在专业的游泳馆或者健身中心进行游泳锻炼。注意安全和卫生。

除了上述的有氧运动，SMA 患者还可以选择其他适合自己的运动方式，如瑜伽、太极拳等，以提高身体的灵活性、平衡能力和心理健康。

有氧运动注意事项如下。

**1. 选择适合自己的运动方式和强度**

SMA 患者需要根据自己的身体状况和医生的建议来选择适合自己的有氧运动方式和强度，避免过度劳累和受伤。

**2. 注意呼吸**

SMA 患者在进行有氧运动时，需要注意呼吸，避免过度用力，以免加重呼吸困难。

**3. 定期锻炼**

SMA 患者需要定期进行有氧运动，每周 3～5 次，每次 20～30 分钟，以保持身体健康，增强肌肉力量，改善呼吸功能。

**4. 注意安全**

SMA 患者在进行有氧运动时，需要注意安全，避免受伤，可以选择在专业的健身中心或者在有经验的教练的指导下进行。

总之，适度的有氧运动对于 SMA 患者来说有着重要的意义，可以帮助他们改善肺部功能、增强心肺功能、提高身体的耐力和代谢能力。在进行有氧运动时，SMA 患者需要根据自己的身体状况和医生的建议来选择适合自己的运动方式和强度，注意呼吸，定期锻炼，注意安全，以保持身体健康，提高生活质量。

## （四）主动运动能力和日常功能训练

对于能够独立行走的患者，平衡训练是非常重要的。平衡是我们站立和行走时所需的重要技能，对于保持身体稳定、降低跌倒风险至关重要。平衡训练可以通过一系列的动作和练习来加强身体的平衡能力，包括站立、转身等动作。适当的平衡训练，可以帮助能独走的患者提高身体的平衡能力，减少跌倒风险。

在进行平衡训练时,可以结合一些常见的训练方法和动作。例如,可以通过单脚站立,或者在一个稳定的平面上进行单腿站立,以加强腿部肌肉力量和提高平衡能力。此外,还可以通过转身、侧步、前后蹲步等动作来进行平衡训练,从而提高身体的平衡能力。在进行这些训练时,需要注意动作的幅度和频率,以确保训练的效果和安全性。

除了平衡训练,常规的有氧运动和身体活动也是非常重要的。有氧运动可以帮助提高心肺功能和活动耐力,对于能独走的患者来说,进行适当的有氧运动可以提高身体的活动能力,减少疲劳感,提高生活质量。常见的有氧运动包括游泳、徒步、骑自行车、瑜伽、划船等,这些运动都可以有效地提高心肺功能和活动耐力。

在进行有氧运动时,需要注意运动的强度和频率。通常建议进行有氧运动的强度应该适中,可以根据自己的感觉来调整。同时,还需要注意运动的频率,通常建议每周进行3～5次,每次至少30分钟。通过逐步增加有氧运动的时间和强度,提高身体的活动耐力,减少疲劳感,提高生活质量。

综上所述,对于能独走的患者来说,适当的平衡训练和常规的有氧运动都是非常重要的。适当的平衡训练,可以帮助提高身体的平衡能力,降低跌倒风险。同时,常规的有氧运动,可以帮助提高心肺功能和活动耐力,提高生活质量。科学合理的训练和运动,可以为能独走的患者提供更好的支持和保障,促进其康复。

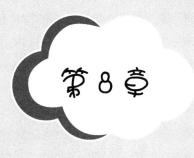

# 第8章

# 患者心理评估与
# 支持

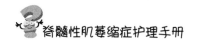

# 第 1 节  患者精神心理特点

SMA 患儿运动障碍往往早于其智力、行为和语言发育，运动障碍所导致的活动受限可能进而影响儿童的精神心理及社会认知的发展。SMA 因类型不同，发病时间及疾病的严重程度均有所不同，要及时注意并认识到这一点。了解不同时期 SMA 患儿的精神心理特点，有助于更好的评估及制订诊疗措施。以下是不同时期 SMA 患儿的心理特点。

（1）SMA Ⅰ～ Ⅲ型患儿的认知功能与正常儿童并无显著差异，其原因可能在于 SMA 患儿通过环境中介获得认知技能，弥补了由身体缺陷造成的限制。SMA Ⅰ型患儿注意力和执行功能受损风险可能更大。因此，对患儿进行综合性神经心理监测是十分必要的。

监测内容可包括：标准化神经心理学测试，以及针对患儿的认知发展、学习技能、社会功能、情绪调整和行为调节能力进行访谈评估。基于以上评估结果，并结合患儿的综合医学情况，及时为患儿制订符合患儿需求和目标的家庭或学校教育计划，提供与其相适应的教育环境，包括提供必要的设备，配备相应的护理人员和技术，保证交通便利性等。定期由临床医生、校医务人员和患儿家属共同维护更新，以保证患儿更好地向成年期过渡。

（2）SMA 儿童、青少年患者处于认知心理逐步发育并成熟的特殊时期，给予心理治疗前，需充分了解这一年龄段患者的精神心理特点。儿童和青少年期的 SMA 患者可能面临与同龄人的社交隔离和自我认同问题。他们可能无法参加体育活动或其他常见的青少年活动，这可能会导致自尊心和自信心的问题。他们可能需要额外的支持和鼓励来建立积极的自我形象和社交关系。

（3）成年期的 SMA 患者可能需要面对职业和家庭责任方面的挑战。他们可能需要应对身体功能的逐渐减退，需要依赖助行器、轮椅或其他辅助设备。这可能会对他们的自我价值感和情绪健康产生影响，需要额外的心理支持和应对策略来应对这些挑战。

总的来说，不同年龄段的 SMA 患者可能会面临不同的精神心理问题，包括焦虑、抑郁、自我认同问题和社交距离等。需要家庭支持、心理咨询和社会支持来帮助他们应对这些挑战，建立积极的心态和生活方式。

## 第 2 节　患者心理评估

需要定期对 SMA 患者进行心理评估，以了解他们的心理健康状况、情感需求和应对挑战的能力。心理评估可以帮助医疗保健提供者和家庭成员更好地了解患者的情况，并为他们提供合适的支持和资源。

对 SMA 患者及其家人的心理评估须包括对其精神心理健康的监测和管理。综合心理管理应解决患者社会和认知发展、生活质量，以及影响患者家庭功能的因素，具体需求因患者年龄和 SMA 亚型而异。在 SMA 管理团队中应当配备心理健康方面的临床医生，包括神经科、精神科、营养科、运动康复科等，以及在帮助慢性疾病患者方面有专业经验的心理治疗师和社会工作者等。

## （一）情感和心理健康评估

对 SMA 患者进行心理健康评估可以帮助医生和患者了解他们的心理健康状况，确定是否存在抑郁和焦虑等问题，并提供相应的治疗和支持。这可能包括心理治疗、药物治疗、社会支持和康复服务等，SMA 患者的情感和心理健康评估可能包括以下几个方面。

### 1. 抑郁和焦虑

抑郁和焦虑是常见的心理健康问题，对 SMA 患者来说是重要的关注点。这些心理健康问题可能会影响他们的情绪、社交关系、生活质量和治疗依从性。抑郁和焦虑等心理健康问题对 SMA 患者来说是一个重要的关注点，及早地进行心理健康评估和干预可以帮助他们更好地应对疾病，改善他们的生活质量和心理健康水平。

### 2. 心理社会功能

评估患者的社交能力、人际关系、自我意识等心理社会功能，及早识别和处理这些问题是非常重要的。

### 3. 自我意识

评估患者对自己身体状况的认知和接受程度，以及对疾病带来的生活变化的态度和情绪反应。

4. 言语和交流能力

评估患者的言语表达能力、理解能力和交流效率，以及是否需要辅助性的交流工具。

5. 肌肉控制

评估患者的肌肉控制情况，包括手部功能、面部表情、眼球运动等，这些都会影响他们与他人的交流和互动。

6. 活动能力

评估患者的行动能力，包括是否需要辅助设备或辅助人员的帮助，以及是否能够独立参与社交活动。

7. 应对策略

评估患者面对疾病和身体状况时的应对策略和应对能力。

8. 心理健康史

了解患者的心理健康史，包括是否有焦虑、抑郁、创伤后应激障碍等情况。

9. 心理健康支持需求

评估患者对心理健康支持的需求，包括心理咨询、心理治疗、社会支持等方面的需求。

10. 家庭和社会关系

家庭成员和照护者的支持对 SMA 患者的心理健康至关重要。在评估时可以重视以下几点。

（1）家庭关系：评估患者与家庭成员之间的互动和支持关系，包括家庭成员对患者的理解、支持和照顾情况。

（2）朋友关系：评估患者与朋友之间的互动和社交关系，包括他们是否能够建立和维护友谊关系，以及是否参与社交活动。

（3）社会融入：评估患者在社会中的融入程度，包括他们是否能够参与社会活动、社区活动和其他社交场合，以及社会对他们的接纳程度。

（4）心理社会支持：评估患者的社交支持系统，包括家庭、朋友、社区资源等，以及他们在社交环境中的适应能力。

11. 自尊和自我价值感

SMA 患者可能会面临自尊和自我价值感方面的挑战。由于 SMA 会导致肌肉萎缩和运动障碍，患者可能会因身体上的不足而依赖他人生活，这可能对他们的自尊和自我价值感造成影响。心理评估可以帮助他们了解自己的价值和能力，并在必要时提供支持和帮助。针对 SMA 患者的自尊和自我价值感问题，家庭、社会和医疗团队可以提供必要的支持。这包括鼓励和支持患者参与力所能及的活动，并提供积极的认可和肯定，帮助他们树立积极的自我形象和自尊心。此外，心理治疗和支持团体也可以帮助 SMA 患者应对自尊和自我价值感问题，增强他们的心理韧性和自我接受能力。

## （二）评估工具

### 1. 半结构化评估工具

简化版国际神经精神量表是一种用于精神障碍诊断的半结构化评估工具。它通常由训练有素的专业人员（如精神科医生、心理学家或临床社会工作者）使用，用于评估患者的精神健康状况和诊断可能存在的精神障碍。

简化版国际神经精神量表面试工具的设计旨在覆盖多种精神

障碍，包括抑郁症、焦虑症、精神分裂症、躁郁症、创伤后应激障碍等。面试工具通常由一系列问题组成，涵盖了精神障碍的核心症状和诊断标准。专业人员通过与患者进行面对面的半结构化面谈，根据患者的回答来评估其精神健康状况，并根据诊断标准来做出相应的诊断。

简化版国际神经精神量表面试工具的优势在于其半结构化的设计，专业人员可以根据患者的具体情况进行灵活地询问，并根据回答来做出相应的诊断。这有助于提高诊断的客观性和一致性。

2. 结构化评估工具

非精神科医生可以使用结构化评估工具，对患者完成心理评估，9 项患者健康问卷（patient health questionnaire-9，PHQ-9）、广泛性焦虑障碍量表（generalized anxiety disorder-7，GAD-7）、90 项症状清单（symptom checklist-90，SCL-90）、焦虑自评量表（self-rating anxiety scale，SAS）、抑郁自评量表（self-rating depression scale，SDS）等。

心理评估可以由专业的心理咨询师、临床心理学家、精神科医生或社会工作者进行。评估结果可以作为制订个性化的心理健康支持计划的参考，以满足患者的需求。

心理评估可以帮助 SMA 患者和其家人更好地了解患者的心理健康状况，并为他们提供合适的支持和资源。

（1）PHQ-9：是抑郁症状的自评量表。PHQ-9 是根据美国《精神疾病诊断与统计手册》（the Diagnostic and Statistical Manual of Mental Disorders，DSM）中抑郁障碍诊断标准开发的。PHQ-9 包括

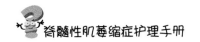

以下 9 个问题，每个问题对应 DSM 中的一个抑郁症状。

1）对做事没有兴趣或愉悦感。

2）感到沮丧、抑郁或绝望。

3）入睡困难、睡眠不好或睡得过多。

4）感到疲倦或没有活力。

5）食欲缺乏或吃太多。

6）感到自己不好或感觉自己是个失败者，让自己或家人失望。

7）集中注意力困难，比如阅读报纸或看电视时。

8）行动或说话速度变慢到别人可以看出来，或相反——变得特别不安或动得过度。

9）出现死亡或自杀的想法。

这些问题要求个体根据过去 2 周的经历来评价每个症状出现的频率。评分范围从 0（"根本没有"）到 3（"几乎每天"），因此 PHQ-9 的总分范围是 0 ～ 27 分。

PHQ-9 的得分可以帮助医疗专业人员评估抑郁症状的严重程度，并作为以下用途的参考。

0 ～ 4 分：无显著抑郁症状。

5 ～ 9 分：轻度抑郁。

10 ～ 14 分：中度抑郁。

15 ～ 19 分：中重度抑郁。

20 ～ 27 分：重度抑郁。

根据得分，医疗专业人员可能会决定进行进一步地评估、提供治疗建议或进行跟进监测。PHQ-9 是一种广泛使用的工具，因为它简单、快速且对抑郁症状有较好的敏感性和特异性。尽管如此，任何自评量表的结果都应该由专业人员在更全面的临床评估的背景下解释。

（2）GAD-7：是一种用于筛查和评估一般人群中广泛性焦虑障碍（generalized anxiety disorder，GAD）症状严重程度的自评量表。GAD 是一种常见的焦虑疾病，特征是泛化及持续担忧或焦虑，这些感受会对日常生活产生显著影响。

GAD-7 由 7 个条目组成，每个条目对应一种焦虑症状，患者需要根据过去 2 周内他们经历的这些症状的频率进行回答。每个条目的得分范围为 0 ～ 3，分别对应"根本没有""好几天""超过一半的天数"和"几乎每天"。

GAD-7 的 7 个条目如下。

1）感觉紧张、焦虑或急躁。

2）无法停止或控制担心。

3）过分担心不同的事情。

4）难以放松。

5）由于不安而无法静坐。

6）因为焦虑而变得很容易烦躁。

7）可能因为焦虑而感到害怕或恐惧。

根据 GAD-7 总分，可以对焦虑症状的严重程度进行评估。

0 ～ 4 分：焦虑症状轻微或无焦虑。

5 ～ 9 分：轻度焦虑。

10 ～ 14 分：中度焦虑。

15 ～ 21 分：重度焦虑。

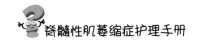

GAD-7 是一种简洁、有效的工具，广泛用于临床和研究环境中评估 GAD 症状。它可以帮助医疗专业人员快速识别可能的焦虑障碍，并作为治疗效果评估的参考。需要注意的是，GAD-7 量表不是诊断工具，高分并不一定意味着个体就有 GAD，它只是一种初步筛查工具，确诊仍需专业医生的全面评估。

（3）SCL-90：是一种广泛使用的心理健康评估工具，它由 90 个项目组成，旨在快速评估个体在心理症状方面的状况。SCL-90 是由美国精神病学家 Leonard R.Derogatis 博士在 20 世纪 70 年代开发的，用于评估心理病理症状的多维度剖面。

SCL-90 包括以下 9 个主要症状维度。

1）躯体化：涉及身体症状，如头痛、背痛、心悸等。

2）强迫症状：反复出现的不受欢迎的思维、冲动或行为。

3）人际关系敏感：对人际关系过度敏感。

4）抑郁：情绪低落、活力丧失、兴趣或快乐减退等。

5）焦虑：紧张、不安和恐惧。

6）敌对：愤怒、敌意或攻击性。

7）恐怖：对特定对象或情境的不合理恐惧。

8）偏执思维：多疑、偏执或迫害妄想。

9）精神病性：与现实脱节的症状，如思维紊乱或幻觉。

每一个项目要求被评估者根据过去 1 周内（包括当天）的感受，来评定症状的严重程度，通常使用 0（没有问题）到 4（非常严重）的评分范围。

SCL-90 还包括三个全局指数。

全局严重指数：反映总体心理病理症状的严重程度。

阳性症状总数：表示报告的不同症状的数量。

阳性症状困扰指数：反映症状困扰的程度。

SCL-90 是一种有用的临床工具，可用于初始评估、治疗监测及评估治疗效果。它可以应用于成人和青少年，并且适用于各种类型的临床人群和研究环境。然而，SCL-90 并不是用于诊断任何特定精神疾病的工具，而是作为一种广泛的心理症状筛查工具，用于识别可能需要进一步评估的领域。

（4）SAS：是一种用于评估个体焦虑水平的自我报告量表。它供医生和心理学家使用，以帮助确定个体焦虑症状的严重程度。这种量表通常包含一系列问题或陈述，被评估者需要根据自己近期的感受和行为来回答。SAS 的具体内容可能会有所不同，但它们通常包括与以下焦虑症状相关的问题。

1）紧张或无法放松。

2）容易吓到或惊慌。

3）心跳加速或过度出汗。

4）烦躁不安或过度担忧。

5）睡眠困难。

6）集中注意力困难。

7）肌肉紧张或疼痛。

8）频繁感到害怕或恐慌。

评估者通常会根据一定时间内（如过去 1 周）的体验来对每个项目进行评分，评分可能基于频率（如从"从不"到"经常"）或严重性（如从"没有"到"极为严重"）的尺度。SAS 的得分通常是将所有项目的评分相加并转换成一个总分来计算的，这个总

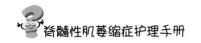

分可以用来评估个体焦虑的程度。在某些版本中，得分可能还需要进行标准化处理，以便与常模群体进行比较。

尽管 SAS 是一种有用的自评工具，但它并不是用于诊断焦虑症的临床工具。焦虑症的诊断需要由专业的医疗或心理健康专业人员进行全面评估，并可能包括对症状、病史，以及可能的生物学和环境因素的考虑。SAS 可以作为识别可能需要进一步评估的个体的手段。

（5）SDS：是一种自我评估量表，用于评估个体抑郁症状的严重程度。这种量表供医生、心理学家及其他心理健康专业人员使用，以帮助确定个体是否抑郁，并且评估抑郁症状的严重程度。SDS 通常包含一系列问题或陈述，涉及抑郁症状的各个方面。

1）心情低落、悲伤或绝望。

2）兴趣或快乐的减退。

3）睡眠障碍（如失眠或过度睡眠）。

4）缺乏活力或疲劳感。

5）食欲变化或体重变化。

6）自我评价低下或自我指责感。

7）集中注意力或决策困难。

8）思维缓慢或行动迟缓。

9）死亡或自杀的念头。

评估者需要根据最近一段时间（通常是过去 1 周或过去几天）的体验来对每个项目进行评分。评分尺度可根据症状的频率或严重性来设置，如从"从不"到"总是"或者从"没有"到"非常严重"。

SDS 的得分通常是将所有项目的评分相加得到的，总分可以用来评估个体抑郁的程度。在某些版本中，得分可能还需要进行标准化处理，以便与常模群体进行比较。

虽然 SDS 是一种有用的自评工具，但它并不是用于诊断抑郁症的临床工具。抑郁症的诊断需要由专业的医疗或心理健康专业人员进行全面评估，包括对详细的病史、症状的评估，以及对可能的生物学和环境因素的考虑。SDS 可以作为初步筛选工具，帮助识别可能需要进一步评估和治疗的个体。

## 第 3 节 儿童认知发展与社会功能

### （一）认知发展

由于 SMA 主要影响肌肉功能，而非认知功能，因此 SMA 患者通常在认知发展方面与一般人群没有显著差异。SMA 患者由于肌肉功能受限，面临一些与认知发展相关的挑战。

1.学习和教育

SMA 患者由于肌肉功能减退而面临学习和教育上的挑战，如看书困难、课堂参与困难等。因此，需要特殊的学习支持和辅助技术，以帮助他们克服这些困难，确保其获得良好的教育和发展。

2.沟通能力

SMA 患者由于肌肉功能减退，可能面临言语和交流方面的挑战。因此，需要言语治疗和辅助沟通技术的支持，以帮助他们提

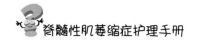

升沟通能力，与他人更好地交流。

3. 心理社交发展

SMA 患者由于肌肉功能减退，而可能面临心理社交方面的挑战，如自我认知、社交技能等方面。因此，需要心理支持和社交技能培训，以帮助他们更好地适应社会环境，建立健康的心理和社交关系。

## （二）社交能力

SMA 儿童可能面临社交能力的挑战。由于肌肉萎缩，他们无法参加体育活动或其他常见的儿童游戏，这可能会导致他们在社交环境中感到孤立。SMA 患者在社交能力方面可能会面临一些特殊挑战，这些挑战主要与身体能力受限有关，而不是认知障碍。

1. SMA 患者社交能力特点

（1）社交参与：SMA 患者可能因为身体活动受限，而难以参加某些社交活动。例如，户外游戏、体育活动或校外旅行可能需要额外的物理支持。因此，他们可能会错过与同龄人建立联系和互动的机会。

（2）沟通障碍：由于 SMA 影响肌肉，包括控制言语的肌肉，患者可能存在发音困难，这可能会影响他们的语言沟通能力。他们可能需要使用辅助沟通技术，如通讯板或电子沟通设备，来帮助他们表达自己。

（3）自尊和自我形象：身体的限制可能会影响 SMA 患者的自尊心和自我形象建立，尤其是在青春期这个对社交形象特别敏感的阶段。他们可能会因自己的能力或外观而感到自卑，这可能会降低他们主动参与社交活动的意愿。

（4）同伴关系：SMA 患者与同龄人建立和维持友谊存在挑战，因为他们的生活经验和活动能力与同龄人不同。这需要他们在建立友谊时更加努力。

（5）社交技能：虽然 SMA 患者在认知上能够理解社交互动的规则，但由于身体限制，他们可能需要额外的支持来学习和练习社交技能，如轮流交谈、理解肢体语言和面部表情。

（6）情感支持：SMA 患者可能会遇到情绪挑战，如焦虑、孤独或抑郁，这些情绪可能会影响他们的社交能力。心理健康支持和情感支持对他们建立积极的社交互动非常重要。

2. SMA 患者提升社交能力建议

家庭、学校和社区应该为 SMA 患者提供一些社交方面的帮助和便利，比如以下几个方面。

（1）提供无障碍环境，确保 SMA 患者能够参与各种社交活动。

（2）使用辅助沟通设备和技术，帮助患者更好地与他人交流。

（3）通过小组活动、社交技能培训和心理辅导，帮助他们提升社交技能。

（4）增强公众意识，促进对 SMA 患者的理解和包容，减少社交隔阂。

（5）提供心理支持和咨询服务，帮助患者应对社交压力和情绪问题。

通过这些支持，SMA 患者可以克服与疾病相关的社交障碍，建立积极的社交关系，提高生活质量。

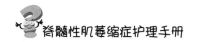

## （三）家庭支持

家庭支持对 SMA 儿童的认知发展和社会功能的支持至关重要。早期干预和家庭支持可以帮助他们建立积极的认知和社会功能。

1. 医学知识教育

SMA 患者及其家庭成员需要接受关于 SMA 疾病的医学知识教育，包括疾病的病因、症状、治疗和管理方法等。这有助于他们更好地理解疾病，掌握治疗和管理的相关知识，提高对治疗和管理的依从性，以更好地应对疾病带来的挑战。以下是关于 SMA 医学知识教育的详细描述。

（1）疾病知识：SMA 患者及其家庭需要了解关于 SMA 的基本知识，包括病因、病理生理、临床表现、疾病进展和预后等方面的知识，以帮助他们更好地理解疾病的本质和发展状况。

（2）治疗选项：SMA 患者及其家庭需要了解当前的治疗选项，包括基因治疗、药物治疗、康复治疗和手术治疗等，以帮助他们了解治疗的可能选择和预期效果。

（3）日常护理：SMA 患者及其家庭需要了解日常护理的重要性和方法，包括营养支持、呼吸护理、皮肤护理和骨骼保健等，以帮助他们更好地进行日常生活护理。

（4）遗传咨询：SMA 患者及其家庭需要获得遗传咨询的支持，包括家族遗传风险评估、家庭规划和遗传咨询服务等，以帮助他们了解疾病的遗传特点和家族风险。

（5）临床试验和研究：SMA 患者及其家庭需要了解当前的临

床试验和研究进展，包括新药研发、基因治疗和康复技术等，以帮助他们了解最新的治疗和研究动态。

总结：SMA 医学知识教育需要提供全面的疾病知识、治疗选项、康复训练、日常护理、遗传咨询、临床试验和研究等内容，帮助 SMA 患者及其家庭更好地了解疾病，掌握治疗和管理的相关知识，提高生活质量。

2. 康复治疗指导

SMA 康复治疗指导需要提供全面的物理治疗、言语治疗、职业疗法、呼吸治疗、功能评估和个性化康复计划。家庭成员需要接受康复治疗指导，学习如何在家中进行康复训练；患者需要接受全面的康复治疗指导，以帮助他们最大限度地发挥潜力、改善功能和提高生活质量。以下是关于 SMA 康复治疗指导的详细描述。

（1）物理治疗：SMA 患者需要接受个性化的物理治疗方案，包括肌肉力量训练、关节活动度维持、平衡和协调训练等，以帮助他们最大限度地发挥残存的肌肉功能，延缓肌肉萎缩进展。

（2）言语治疗：SMA 患者可能面临言语和吞咽困难，需要接受言语治疗等，包括发音训练、吞咽训练和口腔肌肉功能训练等，以帮助他们改善言语和吞咽功能。

（3）职业疗法：SMA 患者需要接受职业疗法，包括日常生活自理技能训练、辅助器具使用指导和环境适应性训练等，以帮助他们更好地进行日常生活活动。

（4）呼吸治疗：SMA 患者可能面临呼吸肌功能减退，需要接受呼吸治疗，包括呼吸肌训练、呼吸道清洁和呼吸辅助设备使用

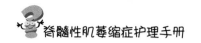

指导等，以帮助他们改善呼吸功能。

（5）功能评估和个性化康复计划：SMA 患者需要接受全面的功能评估，以制订个性化的康复治疗计划，根据患者的特殊情况和需求，制订有针对性的康复目标和计划。

（6）家庭康复指导：SMA 患者的家庭成员也需要接受康复指导，包括如何进行日常护理、如何协助患者进行康复训练、如何使用辅助器具和如何营造适宜的家庭环境等，以指导他们更好地帮助患者康复。

1）家庭支持和资源：SMA 患者及其家庭需要家庭支持和资源，包括社会服务、康复设施、家庭护理和专业机构的支持，以帮助他们更好地应对疾病带来的挑战。

2）家庭护理服务：SMA 患者及其家庭可以寻求家庭护理服务，包括提供日常生活护理、医疗监护和康复护理的专业护理人员，以帮助患者更好地进行日常生活活动和康复训练。

3）家庭支持组织：SMA 患者及其家庭可以加入 SMA 家庭支持组织，与其他患者家庭建立联系，分享经验、交流信息，获得情感支持和实用性建议。

4）资源和设施：SMA 患者及其家庭需要相关资源和设施的支持，包括轮椅、辅助设备、无障碍设施等，以帮助患者更好地进行日常生活活动和康复训练。

5）家庭教育计划：SMA 患者需要个性化的家庭教育计划支持，包括学校教育资源、特殊教育服务和辅助技术支持，以帮助他们获得良好的教育和发展机会。

6）心理社会支持：SMA 患者及其家庭需要心理社会支持，

包括心理咨询、心理治疗和支持小组等，以帮助他们应对疾病带来的情绪困扰和挑战。

7）社会服务支持：SMA 患者及其家庭可以寻求社会服务机构（包括社会工作者、康复专家和护理人员等）的支持，以获得日常生活活动的帮助和支持。

## （四）社区支持

SMA 是一种遗传性疾病，影响患者的肌肉功能，通常需要长期护理和支持。对于 SMA 患者家庭和社区来说，提供全面的支持至关重要，这可以提高患者的生活质量。家庭成员和社区资源的支持对于提供全面的护理和提高 SMA 患者的生活质量至关重要。这可能包括家庭护理、残疾人服务和其他社会支持系统。以下是一些 SMA 家庭和社区可以提供的支持措施。

1. 教育和意识提升

提供有关 SMA 的教育资源和信息，帮助家庭成员、朋友和社区成员理解疾病的性质和影响。

2. 支持团体

参与或建立支持团体，为 SMA 患者及其家庭提供一个分享经验、情感支持和实用建议的平台。

3. 专业咨询

提供心理咨询和家庭治疗服务，帮助家庭成员应对 SMA 带来的情感和心理挑战。

4. 医疗和护理资源

提供医疗资源和护理指导，确保患者能够获得必要的医疗护

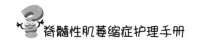

理和设备，如通气支持、营养支持等。

5. 财务援助

提供或引导家庭获取财务援助，以帮助他们分担 SMA 治疗和护理的高昂费用。

6. 教育支持

为 SMA 患儿提供特殊教育服务和适应措施，确保他们能够接受教育并尽可能地参与学校活动。

7. 政策倡导

在社区和政府层面倡导 SMA 患者的权益，推动更好的医疗政策和服务。

8. 家居改造

提供关于如何使家庭环境更加适合 SMA 患者的建议，如安装无障碍设施。

9. 紧急响应

确保家庭和社区了解如何在紧急情况下响应，包括与紧急医疗服务的联系方式。

10. 社交和休闲活动

组织适合 SMA 患者参加的社交和休闲活动，帮助他们保持社会联系和提高生活质量。

11. 志愿者服务

鼓励社区成员参与志愿者服务，为 SMA 家庭提供额外的帮助和支持。

12. 网络资源和论坛

利用互联网资源，如专门的网站和在线论坛，为 SMA 家庭提供一个交流和获取信息的平台。社区的参与和支持对于 SMA 家庭来说至关重要，可以带来积极的变化。

# 第 4 节　安宁疗护

安宁疗护，又称姑息治疗，是一种专门针对患有严重疾病的患者的综合性医疗照护方式。其核心目标是提升患者及其家庭的生活质量，无论患者处于疾病的哪个阶段，甚至包括末期疗护。安宁疗护关注的是减轻患者的痛苦和其他症状，满足他们的身体、情感、社会及精神需求，并为患者及其家属提供支持。安宁疗护的目标是在尊重患者的前提下，提供有尊严和舒适的护理，帮助患者和家属渡过艰难时刻。这种综合支持可以帮助患者在生命的最后阶段获得尽可能多的舒适和安宁。

## （一）安宁疗护的理念

安宁疗护的核心理念是全人照护，强调疾病治疗不仅是对生理症状的干预，还包括对患者心理、社会和精神层面的关怀。安宁疗护团队通常由医生、护士、社会工作者、心理咨询师、营养师、物理治疗师和宗教或精神照护顾问等多学科专业人员组成，他们协同工作，为患者和家属提供全方位的支持。

症状管理是安宁疗护的重要组成部分，包括但不限于疼痛控制。患者可能会经历一系列的不适，如恶心、呕吐、便秘、呼吸困难、失眠和焦虑等。安宁疗护团队会使用药物和非药物疗法来

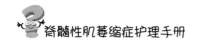

减轻这些症状，使患者尽可能地保持舒适和自主。

此外，安宁疗护还重视心理和精神的支持。面对严重疾病，患者和家属可能会感到恐惧、焦虑、抑郁或孤独。安宁疗护通过提供心理咨询、精神照护和社会支持，帮助他们应对情绪挑战，提升内心的平和与力量。社会工作者和其他专业人员会帮助患者及家属了解和获取各种社会资源，如经济援助、家庭护理服务、法律咨询等，以减轻他们的生活负担。

安宁疗护并不是放弃治疗或仅限于生命的最后几天。它是一种生活方式的选择，强调在面对不可治愈的疾病时，患者和家属的需求和生活质量应被放在首位。安宁疗护可以与积极的疾病治疗并行，帮助患者更好地应对治疗过程中可能遇到的困难。

对于生命末期的患者，安宁疗护转向临终关怀。在这个阶段，治疗的重点不再是延长生命，而是确保患者能够有尊严并平静地度过生命的最后时光。临终关怀提供的服务包括症状控制、情感支持、精神关怀及帮助家属准备和应对患者的去世。

SMA 目前尚无治愈方法。在疾病晚期，当症状严重影响患者的生活质量时，安宁疗护可能成为一个重要的考虑因素。

## （二）安宁疗护的实施

SMA 的安宁疗护通常包括以下几个方面。

1. 症状管理

管理 SMA 患者的症状，如肌肉无力、呼吸困难、疼痛和消化问题。为患者提供适当的药物治疗，以减轻疼痛和其他不适。使用辅助设备，如呼吸机、轮椅和其他辅助工具，以提高患者的舒适度和生活质量。

### 2.心理和情感支持

提供心理咨询和情感支持，帮助患者和家庭成员应对疾病带来的心理压力和情感挑战。通过支持团体和社区资源，促进患者和家庭成员的社会互动与情感交流。

### 3.社会和精神关怀

提供社会工作服务，帮助患者和家庭成员解决实际问题，如财务规划、住宿适应和医疗决策。根据患者和家庭成员的信仰和价值观，提供精神关怀和宗教支持。

### 4.沟通和决策支持

帮助患者和家庭成员了解疾病的预后，讨论治疗选择和生活质量问题。支持患者和家庭成员进行医疗决策，包括生命维持治疗和其他紧急情况的选择。

### 5.终末期关怀

当 SMA 患者的病情进入晚期时，提供终末期关怀，确保患者在生命的最后阶段舒适并有尊严。协助家庭成员制订临终关怀计划，确保患者的愿望得到尊重。

### 6.家庭支持

提供家庭护理培训，帮助家庭成员满足患者的日常需要。在患者去世后，为家庭成员提供哀悼和丧失支持。

安宁疗护是一种以人为本、关怀至上的医疗服务，它跨越了生理、心理、社会和精神等多个维度，为患者及其家庭成员在面对重大健康挑战时提供必要的支持和照顾。通过这种全面的照护，安宁疗护帮助患者实现更有尊严和舒适的生命旅程。

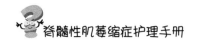
## 第5节　患者家属及照护者的心理护理

患者家属及照护者的心理护理是一项关键的支持服务，旨在帮助那些与患者有紧密联系的人应对与照护相关的压力和挑战。这项服务认识到疾病的影响不局限于患者本身，而是涉及整个家庭和照护者网络，因此，关注他们的心理健康和福祉是至关重要的。

当患者患慢性疾病时，家属和照护者常常会面临巨大的情绪负担。他们可能会感到焦虑、抑郁、无助、愤怒，这些情绪反应是正常的，但如果不加以管理，可能会影响他们的生活质量，甚至导致更严重的心理健康问题。

SMA 是一种进行性的神经肌肉疾病，对患者和家庭成员都是一种巨大的心理和情感挑战。心理护理的目标是通过提供教育、情绪支持、压力管理策略和心理干预，来增强家属和照护者的应对能力。这种护理可以采取多种形式。

1. 教育和信息提供

帮助家属和照护者了解疾病的本质、病程和治疗方法，以及如何有效地进行照护。这种知识可以减少不确定性和恐惧，帮助他们为未来做好准备。

2. 情绪支持

面对 SMA 疾病的挑战，家属和照护者可能会感到沮丧、愤怒、焦虑或无助。他们应该接受这些情绪，不要压抑或否认它们，这可以帮助他们更好地应对情绪和情感挑战。提供一个安全的空间，让家属和照护者可以表达和探讨他们的感受，这可以通过个别咨询、家庭治疗或支持小组来实现。在这种环境中，他们可以学习如何处理悲伤、应对失去和调整期望。

3. 压力管理

教授家属和照护者如何通过正念、放松技巧、时间管理和自我照顾来降低压力水平。这有助于他们维持身心健康，更好地应对照护任务，如深呼吸、冥想、正念和渐进性肌肉放松等。鼓励家属和照护者培养健康的应对机制，如运动、兴趣爱好或与他人社交。

4. 危机干预

在患者健康状况发生突然变化或其他紧急情况下，提供及时的心理支持和指导，帮助家属和照护者应对危机。心理学家或其他专业人员可能会使用认知行为疗法等技术，帮助家属和照护者识别和改变可能导致心理压力的负面思维模式。如果家属或照护者出现抑郁、焦虑或其他心理健康问题，应提供专业的心理治疗。必要时，可以考虑药物治疗，以及认知行为疗法或其他心理治疗方法。

5. 社交和情感支持

建立和维护社会支持网络，鼓励家属和照护者与其他经历类似情况的人交流，以减少孤独感并共享资源。提供一个安全的环境，让家属和照护者可以表达他们的担忧、恐惧和其他情感。通过心理咨询或支持团体，帮助他们处理与照顾 SMA 患者相关的情感负担。鼓励家属和照护者利用社区资源和服务，如家庭护理支援、残疾人服务和儿童护理计划。建立或介绍他们加入 SMA

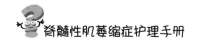

支持团体，与其他有相似情况的家庭交流经验。

6. 决策支持

在面对医疗抉择、照护计划和终末期生命安排时，为家属和照护者提供信息和辅导，以便他们做出符合患者意愿和家庭价值观的决定。如果患者去世，提供哀悼支持，帮助家属和照护者处理失去亲人的悲痛情绪；提供有关丧失和复原过程的教育，帮助他们适应新的生活状况。

7. 照护者自我照护关怀及长期规划

鼓励并教育照护者在繁重的照护工作中找到时间和空间来照护自己，包括保持健康的生活习惯、寻求个人兴趣和保持社交活动。强调照护者自我关怀的重要性，教育他们如何平衡照护患者和照护自己的需要。鼓励定期休息和休假，以防止照护者疲劳和倦怠。帮助家属和照护者制订长期照护计划，提供照护技能培训，帮助家属和照护者学习如何照顾患者的身体需要，同时也关注他们自身的健康。

通过这些服务和干预措施，心理护理有助于家属和照护者建立起应对疾病和照护挑战所需的心理资源和社会支持网络。这不仅可以改善他们自己的生活质量，还能让他们更加有效地帮助患者，共同应对疾病带来的挑战。

## 第6节　青少年SMA患者向成人的过渡

青少年SMA患者在成年时期需要面对许多挑战和转变。

## （一）过渡要点

**1. 了解自己的疾病**

青少年 SMA 患者应该了解自己的疾病，包括病情的进展和治疗的选项。这可以帮助他们更好地管理自己的疾病并做出决策。

**2. 寻求支持**

青少年 SMA 患者可以寻求支持，包括与家人、朋友或同龄人交流。他们也可以加入 SMA 支持组织，与其他 SMA 患者建立联系。

**3. 规划未来**

青少年 SMA 患者应该开始规划自己的未来，包括教育、职业和家庭生活。他们可以咨询职业顾问或社会工作者，以获取有关教育和就业的信息。

**4. 学习自我管理**

青少年 SMA 患者应该学习自我管理技能，包括如何管理自己的健康状况、如何与医疗保健提供者沟通、如何处理紧急情况等。

**5. 寻求专业帮助**

青少年 SMA 患者应该寻求专业帮助，包括与医疗保健提供者、社会工作者或心理咨询师交流。他们可以获得情感支持、资源链接和建议。

SMA 患者在青少年期向成人期过渡时面临特别的挑战，因为他们需要从儿童医疗服务过渡到成人医疗服务，同时还要应对生活中的其他变化，如教育、职业和社会参与。青少年 SMA 患者向

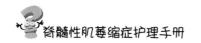

成人的过渡需要关注自我管理、规划未来、寻求支持和专业帮助。这些建议可以帮助他们更好地管理自己的疾病，提高生活质量。

### （二）过渡应掌握的知识技能

1. 预备阶段

从青少年早期开始，医疗团队应与患者和家庭合作，讨论即将到来的过渡，包括将来可能转诊给的成人医疗服务提供者。

2. 选择医疗服务提供者

找有经验处理成人 SMA 患者的医疗专家，确保他们了解 SMA 患者的特殊需求。

3. 制订过渡计划

制订个性化的过渡计划，包括时间表、目标和负责人，确保患者、家庭和医疗团队的沟通和协作。

4. 知识和技能培训

教育患者有关其疾病的治疗方案、自我管理技能和应急计划。

5. 寻找教育支持

确保患者能够获得必要的教育资源，如特殊教育服务或学术调整，以满足他们的需求。

6. 进行职业咨询

提供职业规划和咨询，帮助患者探索适合他们能力和兴趣的职业道路。

7. 参加技能培训

鼓励患者参加职业培训或接受高等教育，以获得更多的就业机会。

### 8. 提高社交技能

鼓励发展社交技能，建立支持网络，包括与其他 SMA 患者和残疾人社群的联系。

### 9. 培养生活技能

培养独立生活技能，如财务管理、日常家务和个人护理。

### 10. 掌握辅助技术

利用辅助技术和适应性设备来提高自主性和生活质量。

### 11. 知晓成年权利

了解成年后的法律权利和责任，包括健康决策权和隐私权。

### 12. 制订财务规划

与财务顾问合作，制订长期财务计划，将医疗费用、生活成本和可能的政府援助纳入考虑范畴。

### 13. 保险问题

理解成人医疗保险的覆盖范围和限制，包括私人保险和政府提供的保险计划。

### 14. 心理健康

提供情感和心理支持，以应对成人期带来的压力和挑战。

### 15. 支持团体

参加 SMA 支持团体或其他相关团体，与经历相似的人分享经验。

### 16. 定期评估

定期进行健康评估，以监控病情进展和任何新出现的健康问题。

17.治疗更新

随着新疗法和技术的发展，更新治疗方案以确保健康成果最大化。

SMA 患者向成人期的过渡是一个复杂的过程，需要多学科团队的合作，包括神经科医生、康复专家、社会工作者、心理健康专家、职业顾问和法律专家。家庭、护理人员和患者本人在这个过程中的积极参与至关重要。

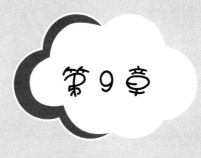

# 第 9 章

# 患者皮肤护理

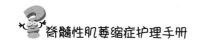

# 第1节　患者皮肤评估

SMA 是一种由 *SMN1* 突变导致的常染色体隐性遗传疾病，主要影响肌肉力量和运动功能。SMA 患者由于肌肉无力和运动障碍，特别是在卧床、轮椅使用和长期依赖辅助器具的情况下，容易出现压力性损伤、皮肤干燥、皮肤瘙痒等皮肤问题，因此在日常的护理和诊疗过程中要注意对 SMA 患儿的皮肤状态进行评估。

## （一）皮肤评估的方法

### 1. 观察皮肤外观

首先，仔细观察患者的皮肤外观。检查皮肤是否有红肿、破损、破溃、溃疡、水疱或其他异常。其次，特别要注意易受压力的部位，如脊椎、臀部、肘部、膝盖和踝关节等部位。

### 2. 触摸皮肤表面

轻轻触摸患者的皮肤表面，检查是否有温度、湿度异常或硬块。触摸有助于发现皮肤下方的问题，如水肿、感染或其他异常。

### 3. 检查皮肤完整性

检查皮肤的完整性，特别是易受压力的部位，观察是否有破损、溃疡或其他异常。在评估时，可以借助光源和放大镜来观察皮肤细节。

### 4. 观察皮肤颜色

观察患者的皮肤颜色，特别是易受压力的部位。异常的皮肤颜色可能表明缺血、炎症或其他问题。

5. 评估皮肤湿润度

观察皮肤的湿润度和干燥程度。保持皮肤干燥对于预防真菌和细菌感染非常重要。

6. 检查特定部位

特别要注意易受压力的部位，如脊椎、臀部、肘部、膝盖和踝关节等。这些部位容易因为长时间保持同一姿势而产生压力性溃疡。

## （二）皮肤评估的频率

1. 定期皮肤评估

SMA 患者应该定期接受皮肤评估，以检查皮肤的完整性和健康状况。可以每天一次或每周一次，具体频率取决于患者的具体情况和风险因素。定期评估有助于及早发现皮肤问题，并采取预防措施，减少感染和患其他并发症的风险。

2. 特定情况下的额外评估

除了定期的皮肤评估外，SMA 患者还应在特定情况下进行额外的皮肤评估。例如，当患者出现疼痛、瘙痒、红肿、破损或其他皮肤异常时，应立即进行皮肤评估。此外，当患者的活动量增加、体重变化、穿着新的辅助设备或床上用品时，也应考虑进行额外的皮肤评估。

## （三）皮肤评估需考虑的因素

在进行皮肤评估时，还需要考虑以下因素。

（1）患者的年龄、性别、种族、身体状况等个体差异。

（2）患者的生活方式，如是否经常卧床、是否经常使用轮椅、是否经常使用石膏或支具等。患者的疾病情况，如是否有糖尿病、肾脏疾病、心血管疾病等。

（3）患者的治疗情况，如是否正在服用抗生素、抗肿瘤药物等。

（4）患者的环境因素，如是否住在养老院、是否住在潮湿的环境中等。

这些因素都可能影响患者的皮肤状况，因此，在进行皮肤评估时需要考虑到这些因素，以便采取更加有效的预防和治疗措施。

## （四）皮肤评估的部位

### 1. 背部

SMA患者通常需要长时间保持坐姿或卧姿，因此背部是一个容易受到压力的部位。需要仔细观察背部的皮肤，特别是骶骨和脊柱附近的部位，以及任何与轮椅或床上用品接触的部位。

### 2. 臀部

由于长时间坐着或卧着，SMA患者的臀部容易受到压力和摩擦的影响，增加了压力性溃疡的风险。需要仔细观察臀部的皮肤，特别是坐骨处和骶骨处的皮肤。

### 3. 肘部和膝盖

SMA患者的肘部和膝盖也是易受压力和摩擦的部位，需要特别关注这些部位的皮肤完整性，以及是否有红肿、破损或其他异常。

### 4.踝部

SMA 患者的踝部由于长期处于固定的姿势，容易受压力和潮湿的影响，增加了皮肤损伤的风险。需要仔细观察踝部的皮肤，特别是踝关节处。

### 5.其他特定部位

根据患者的具体情况，还需要关注其他易受压力、摩擦或潮湿影响的部位，如脚底、肩部、头部等。

## 第 2 节　SMA 患者常见的压力性损伤部位

SMA 主要影响肌肉的运动功能，导致肌肉萎缩和无力。SMA 患者容易受压的部位主要有以下几个。

### 1.脊柱

由于肌肉萎缩和无力，SMA 患者的脊柱容易受到压迫，导致脊柱变形和疼痛。脊柱受压可能会影响到脊髓和神经根，导致感觉和运动障碍。对于 SMA 患者来说，保持正确的坐姿和睡姿，避免长时间保持同一姿势，使用舒适的枕头和床垫等，都有助于减少脊柱的压力。

### 2.臀部和下肢

SMA 患者的臀部和下肢肌肉也容易受到压迫，导致肌肉萎缩和无力，影响行走和站立。臀部和下肢的受压可能会导致压疮、静脉血栓形成等并发症。对于 SMA 患者来说，定期翻身、使用减压床垫和坐垫、保持皮肤清洁干燥等措施，都有助于减少臀部和下肢的压力。

### 3. 上肢

SMA 患者的上肢肌肉也可能会受到压迫，导致肌肉萎缩和无力，影响上肢的运动功能。上肢的受压可能会导致压疮、神经损伤等并发症。对 SMA 患者来说，定期改变上肢的位置、避免长时间保持同一姿势、使用适当的上肢支撑等，都有助于减少上肢的压力。

## 第 3 节　不同类型 SMA 患者常见的压力性损伤部位

不同类型 SMA 患者的肌肉无力程度和运动能力差异较大，因此其压力性损伤的部位和风险也有所不同。

### 1. Ⅰ 型 SMA

Ⅰ 型 SMA 患者通常在出生后 6 个月内发病，肌肉无力程度较严重，运动能力较差，往往需要长期依赖轮椅。因此，Ⅰ 型 SMA 患者的压力性损伤主要集中在臀部和背部，由于长期坐在轮椅上，这些部位容易受到压力和摩擦，从而导致皮肤破损和溃疡。此外，Ⅰ 型 SMA 患者还存在窒息、呼吸衰竭等风险，需要密切关注。

## 2. Ⅱ 型 SMA

Ⅱ 型 SMA 患者通常在出生后 6 ～ 18 个月发病，肌肉无力程度较 Ⅰ 型轻，运动能力也有所提高，但仍然需要依赖轮椅。因此，Ⅱ 型 SMA 患者的压力性损伤主要集中在臀部和背部，同时还存在上肢肌肉无力的问题，可能导致肩部和手臂的压力性损伤。

## 3. Ⅲ 型 SMA

Ⅲ 型 SMA 患者通常在出生后 18 个月至成年期间发病，肌肉无力程度较轻，运动能力也有所提高，但仍然存在一定的运动障碍。因此，Ⅲ 型 SMA 患者的压力性损伤主要集中在臀部和背部，同时还存在上肢肌肉无力的问题，可能导致肩部和手臂的压力性损伤。

## 4. Ⅳ 型 SMA

Ⅳ型 SMA 患者通常在成年后发病，肌肉无力程度较轻，运动能力也有所提高，但仍然存在一定的运动障碍。因此，Ⅳ 型 SMA 患者的压力性损伤主要集中在下肢，如膝关节、踝关节等部位，由于长期站立或行走，这些部位容易受到压力和摩擦，从而导致皮肤破损和溃疡。此外，Ⅳ 型 SMA 患者还存在呼吸肌无力的问题，可能导致呼吸衰竭等风险，需要密切关注。

不同分型的 SMA 患者的压力性损伤部位和风险不同，需要根据患者的具体情况进行评估和预防。预防和治疗压力性损伤对于提高患者的生活质量和延长寿命非常重要。患者应定期进行皮肤检查，保持皮肤清洁和干燥。

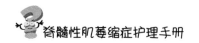

## 第4节 压力性损伤的护理

### （一）压力性损伤的预防

SMA 患者需要注意预防压力性损伤，避免长时间保持同一姿势，定期翻身、按摩，改善局部血液循环，加强营养支持等。同时，及时就医，遵医嘱治疗，也有助于缓解症状，提高生活质量。预防是 SMA 压力性损伤管理的关键。预防措施包括定期翻身、保持皮肤清洁干燥、避免过度摩擦和剪切力、正确使用辅助器具和床垫等。早期识别和治疗压力性损伤可以减少并发症的发生和缩短住院时间。治疗措施包括减压、保持皮肤清洁、使用局部抗生素和敷料等。预防 SMA 患者发生压力性损伤的措施主要包括以下几个方面。

1. 定期翻身

定期为患者翻身，减轻局部组织的压力，是预防压力性损伤的关键措施。一般建议每 2 小时翻身一次，对于容易发生压力性损伤的患者，应缩短翻身时间。

2. 保持皮肤清洁干燥

保持皮肤清洁干燥可以预防皮肤感染和炎症的发生。在护理过程中应注意及时更换尿布和床单，避免汗液和尿液对皮肤造成刺激。

3.使用气垫床

气垫床可以减轻患者局部组织的压力，预防压力性损伤的发生。同时，还可以使用气圈、泡沫垫等辅助工具来减轻局部组织的压力。

4.加强营养支持

为患者提供足够的营养，增强皮肤弹性和抵抗力，预防压力性损伤的发生。

5.心理护理

对患者进行心理护理，增强其自我保护意识和能力，使其积极配合治疗和护理工作。

6.运动疗法

根据患者的具体情况，制订合适的运动方案，以增强肌肉力量和耐力，预防压力性损伤的发生。

7.使用防护用品

如使用减压垫、防护圈等防护用品可以减轻局部组织的压力，预防压力性损伤的发生。

8.空气流通

保持室内空气流通，可以减少细菌滋生，预防感染的发生。

9.健康教育

对患者和家属进行健康教育，使其了解皮肤护理的重要性，学会自我保护方法和应对技巧。

10.关注患者舒适度

密切关注患者的疼痛和不适症状，及时采取措施进行干预。使用镇痛药物或进行物理治疗等措施可以有效缓解患者的不

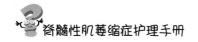

适感。

11. 团队协作

建立良好的医护合作关系，共同为患者提供全面的皮肤护理。团队成员应定期沟通、分享经验和技巧，以便更好地为患者服务。

12. 落实交接制度

在交接班时，务必确保所有相关信息和注意事项得到有效传达和记录。这有助于保证患者得到连续、一致的护理服务。

13. 定期评估与调整

对患者进行定期的皮肤评估，以便及时发现新出现的压力性损伤或原有损伤的进展情况。根据评估结果调整护理计划和措施，确保患者得到最佳的护理服务。

14. 家庭教育与支持

对患者家属进行皮肤护理教育和培训，使其了解患者的病情和护理要点。家庭成员的参与和支持可以增强患者的信心和配合度。

15. 创新与技术应用

关注最新的皮肤护理技术和研究成果，将其应用到实际工作中以提高护理效果。例如，使用新型敷料、开展激光照射等治疗手段可以促进创面愈合和减轻疼痛。

16. 监测与记录

对患者进行全面的监测和记录，以便及时发现潜在问题并采取相应措施。这包括对患者的一般情况、生命体征、饮食情况及皮肤状况的记录和观察等。

## （二）压力性损伤的分期

压力性损伤是指皮肤和/或皮下软组织的局限性损伤，通常发生在骨隆突处或与医疗器械相关的部位。压力性损伤的分期如下。

1.一期压力性损伤

皮肤完整，出现压之不变白的红斑，常局限于骨隆突处。与周围组织相比，该部位可能有疼痛、发硬、发热或发凉等表现。皮肤完整，局部出现红斑，伴有或不伴有水肿。此期的压力性损伤主要是由局部皮肤长时间受压，导致血液循环障碍，局部缺氧、缺血而引起的。处理方式是解除压力，保持皮肤清洁干燥，避免使用刺激性强的药物或化妆品。可以采取物理治疗如红外线照射等促进血液循环。

2.二期压力性损伤

表皮和部分真皮缺损，表现为完整或破损的浆液性水疱；也可表现为一个浅表开放的溃疡，伴有粉红色的创面，无腐肉；还可表现为一个完整的或破损的血清性水疱。处理方式是保持创面清洁干燥，促进水疱的吸收和创面的愈合。应避免水疱破裂和感染，对于较大的水疱，可在无菌条件下进行抽吸。同时，可以采取物理治疗如紫外线照射等促进创面愈合。

3.三期压力性损伤

全层皮肤组织缺损，可见皮下脂肪，但骨骼、肌腱或肌肉尚未暴露，可能有腐肉存在，但不影响伤口深度的判断，可有潜行和窦道。处理方式是清洁创面、控制感染和促进组织修复。应进行彻底的清创，去除坏死组织和感染灶。同时，使用抗菌药物进行抗感染治疗，并根据需要给予营养支持和其他对症治疗。对于骨膜或骨质暴露的患者，可能需要进行手术治疗以修复骨膜或骨质。同时，可以采取物理治疗如低频脉冲电疗法、高压氧治疗等促进组织修复和愈合。

4. 四期压力性损伤

全层皮肤组织缺损，伴有骨骼、肌腱或肌肉的暴露，创面常有腐肉和／或焦痂覆盖，常伴有潜行和窦道。处理方式是严格控制感染，清洁创面后使用抗菌药物进行抗感染治疗。对于骨膜或骨质暴露的患者，需要进行手术治疗以修复骨膜或骨质。同时，可以采取物理治疗如高压氧治疗等促进组织修复和愈合。

5. 不可分期压力性损伤

全层皮肤组织缺损，创面被腐肉（黄色、褐色、灰色、绿色或棕色）和／或焦痂（棕褐色、褐色或黑色）所覆盖，无法确定其实际缺损深度，彻底清除坏死组织和焦痂后，才能判断损伤是三期还是四期压力性损伤。

6. 深部组织压力性损伤

（1）表皮完整，局部出现紫色或黑紫色，伴有局部硬结、水疱和／或瘀斑。

（2）表皮部分缺失，呈现出一个火山口状的伤口，基底为黯红色或黑紫色，周围皮肤可能有浸渍、水疱或瘀斑。

（3）全层皮肤和组织缺失，暴露脂肪、肌肉和／或肌腱，伤口可能有腐肉、焦痂、潜行或窦道。

## （三）压力性损伤的处理

SMA 压力性损伤的发生与多种因素有关，包括皮肤长期受压、摩擦、潮湿、营养不良等。SMA 压力性损伤处理的关键在于加强皮肤护理，保持皮肤清洁干燥，避免长期受压，定期翻身、按摩，改善局部血液循环，加强营养支持等。同时，需要对患者进行全面的评估，制订个性化的护理计划，以提高患者的生活质量和预防并发症的发生。对于已经发生压力性损伤的患者，需要及时进行治疗，包括局部清创、换药、使用敷料等，以促进伤口愈合。以下是一些常见的处理方法。

1. 皮肤评估

定期对皮肤进行全面评估，包括颜色、温度、湿度、完整性等方面。观察有无红肿、水疱、溃疡等压力性损伤的迹象。压力性损伤的早期发现和及时处理对于预防进一步恶化非常重要。以下是一些常见类型的压力性损伤及其处理方法。

（1）皮肤发红：皮肤发红是压力性损伤的早期阶段，通常是由长期受压引起的皮肤局部改变。处理方法包括避免继续受压、定期翻身、保持皮肤清洁干燥等。

（2）水疱：水疱是压力性损伤的中期阶段，通常是由皮肤长期受压导致的组织液积聚。处理方法包括避免继续受压、保持皮肤清洁干燥、避免自行刺破水疱，以免引起感染。

（3）溃疡：溃疡是压力性损伤的严重阶段，通常是由皮肤长期受压导致的皮肤全层坏死。处理方法包括避免继续受压、保持皮肤清洁干燥、使用合适的敷料等。

需要注意的是，不同类型和严重程度的压力性损伤需要采取不同的处理方法。对于已经发生的压力性损伤，应遵循专业医生的指导，避免自行处理引起并发症。同时，预防压力性损伤的发生也是非常重要的，如定期翻身、保持皮肤清洁干燥、营养支持等。

2. 减压

减压是预防和治疗压力性损伤的关键。使用合适的床垫、轮椅垫、坐垫等辅助器具，定期调整位置，避免长时间压迫同一部位。对于已经发生压力性损伤的部位，应尽量避免再次受压。以下是常见的减压方式和工具。

（1）翻身和变换体位：定期翻身是预防压力性损伤的重要措施，一般每 2 小时翻一次身。翻身时要注意避免用力过度，以免加重皮肤损伤。对于长期卧床的患者，可以使用专门的翻身床或翻身垫来辅助翻身。

（2）使用减压床垫：减压床垫可以分散身体重量，减轻对皮肤的压力。常用的减压床垫包括充气床垫、水床、泡沫床垫等。

（3）使用减压工具：减压工具可以减少身体和床面之间的摩擦力，从而减轻皮肤的压力。常用的减压工具包括减压垫、减压枕、减压垫巾等。需要注意的是，减压工具的选择和使用需要根据患者的具体情况进行，避免使用不当引起不良反应。同时，患者也需要积极配合治疗，保持皮肤清洁干燥，避免继续受压，加强营养支持等，以促进伤口愈合。

（4）调整体位：将患者的身体调整到合适的位置，可以减轻身体和床面之间的压力。例如，将患者的床头抬高30°，可以减轻背部和骶尾部的压力。

### 3.保持皮肤清洁干燥

出现压力性损伤后，保持皮肤清洁干燥可以帮助预防感染和促进伤口愈合。以下是一些保持皮肤清洁干燥的方法。

（1）定期更换敷料：根据伤口的大小和渗出情况，定期更换敷料。更换敷料时，应该先用生理盐水或清水清洗伤口，然后用干净的纱布或敷料覆盖。

（2）保持皮肤干燥：保持皮肤干燥可以减少细菌滋生和感染的机会。在更换敷料时，可以用干净的毛巾轻轻擦干伤口周围的皮肤，然后用吹风机将皮肤吹干。

（3）避免潮湿环境：避免潮湿环境可以减少细菌滋生和感染的机会。保持病房内通风干燥，避免出汗过多，定期更换衣物和被褥等。

（4）避免摩擦和压迫：摩擦和压迫会加重皮肤损伤，应该避免。定期翻身、按摩，改善局部血液循环，避免长期受压。

（5）注意个人卫生：注意个人卫生可以减少细菌滋生和感染的机会。保持手部清洁，勤洗手，定期洗澡等。

### 4.营养支持

压力性损伤患者的营养支持非常重要，可以帮助伤口愈合和预防并发症的发生。以下是一些常见的营养支持措施。

（1）摄入足够的蛋白质：蛋白质是促进伤口愈合的重要营养素，应该摄入足够的蛋白质。优质蛋白质来源包括鱼、肉、蛋、奶等。

（2）增加膳食纤维：膳食纤维可以促进肠道蠕动，预防便秘，减少对皮肤的压力。建议多吃蔬菜、水果、全谷类食品等富含膳食纤维的食物。

（3）补充维生素和矿物质：维生素和矿物质对于伤口愈合和维持身体健康非常重要。建议补充维生素C、维生素E、锌、铁等营养素。

（4）控制血糖：高血糖会影响伤口愈合，应该控制血糖水平。建议患者遵医嘱服用降糖药物、控制饮食、适量运动等。

（5）补充水分：充足的水分可以帮助维持身体正常的代谢和排泄功能，促进伤口愈合。建议每天饮用足够的水，保持身体水分平衡。

5.药物治疗

对于已经发生的压力性损伤，根据具体情况，可以使用局部抗生素、敷料等药物治疗；对于感染的压力性损伤，可能需要全身性抗生素治疗。如果患者的压力性损伤较轻，只需要进行皮肤护理和减压处理即可；但是，如果压力性损伤较重，出现了感染、溃疡等并发症，或者患者的身体状况较差，无法进行手术治疗，那么就需要进行药物治疗。医院通常会根据患者的具体情况来判断是否需要药物治疗，以及选择哪种药物进行治疗。以下是一些常见的情况和药物。

（1）抗生素：对于已经发生感染的压力性损伤，需要使用抗生素进行治疗。常用的抗生素包括青霉素、头孢菌素等。

（2）生长因子：生长因子可以促进伤口愈合，常用的生长因子包括重组人表皮生长因子、外用重组人碱性成纤维细胞生长因子等。

（3）镇痛药：如果患者的压力性损伤引起了剧烈的疼痛，需要使用镇痛药进行治疗。常用的镇痛药包括布洛芬、对乙酰氨基酚等。

不同类型和严重程度的压力性损伤需要采取不同的处理方法。在处理压力性损伤时，应遵循专业医生的指导，避免自行处理引起并发症。预防压力性损伤的发生也是非常重要的，包括定期翻身、保持皮肤清洁干燥、营养均衡。首先，要严格遵守无菌操作规程，避免感染的发生；其次，要促进创面的血液循环，为创面的愈合提供良好的环境；最后，应根据患者的具体情况和医生的建议进行综合治疗和管理。同时，还应积极探索新的护理方法和手段，不断提高护理水平和技术含量，为 SMA 患者提供更好的医疗护理服务。

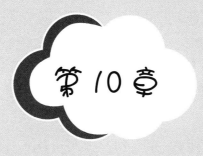

第 10 章

# 患者居家护理

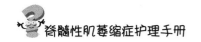

## 第 1 节　家庭呼吸设备的管理

SMA 通常在婴儿或儿童时期发病，当累及呼吸系统时，呼吸衰竭是 SMA 最常见的死亡原因。有效的家庭呼吸管理护理，对改善 SMA 患者呼吸系统并发症的发生率与死亡率均有重要的意义。

### （一）常见的呼吸设备

1. 呼吸机

（1）医用呼吸机：用于治疗睡眠呼吸暂停、慢性阻塞性肺疾病等呼吸系统疾病，包括机械通气和无创正压通气。

1）机械通气呼吸机：用于治疗急性呼吸衰竭或慢性呼吸衰竭的患者。通常用于重症监护室或手术室中。

2）持续气道正压通气机：用于治疗睡眠呼吸暂停综合征和其他睡眠呼吸障碍。这种机器通过持续给予正压气流来保持患者的气道通畅。

3）双水平气道正压通气机：类似于持续气道正压通气机，但允许在呼气时提供较低的气道压力。通常用于治疗慢性阻塞性肺疾病等疾病。

（2）家用呼吸机

1）持续气道正压通气机：在家中用于治疗睡眠呼吸暂停综合征和其他睡眠呼吸障碍。这些机器通常较小、安静，适合在卧室使用。

2）双水平气道正压通气机：在家中用于治疗慢性阻塞性肺疾病等呼吸系统疾病。这些机器通常具有双水平的正压通气功能，可以提供更多的舒适度和支持。

2. 雾化器

将药物雾化后通过呼吸吸入，用于治疗哮喘、慢性支气管炎等呼吸系统疾病。适用于家庭。

3. 氧气机

用于提供氧气，治疗肺部疾病、心脏疾病等。常用的氧气机包括医用氧气机和家用氧气机。

（1）医用氧气机

1）液氧系统：将氧气液化并贮存在特殊的容器中，通过气化器转化为气态氧供给患者使用。通常用于医院、急救车和其他医疗机构。

2）气体氧气机：通过气瓶将氧气压缩贮存，通过流量计和面罩或导管等设备供给患者使用。通常用于医院、急救车和其他医疗机构。

（2）家用氧气机

1）便携式氧气机：这种氧气机可以将空气中的氧气浓缩，然后通过面罩或导管供给患者使用。它们通常是小型、轻便的，适合患者在家中或外出时使用。

2）液氧系统：类似于医用液氧系统，但设计更加轻便、便携，适合患者在家中或外出时使用。

4. 呼吸训练器

呼吸训练器是一类用于改善呼吸功能和促进肺部健康的设

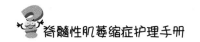

备。它们可以帮助改善肺活量、增强肺部肌肉力量、提高呼吸效率，适用于治疗哮喘、慢性阻塞性肺疾病、肺部感染等疾病，以及提高运动表现和减少焦虑等方面。常见的呼吸训练器有以下几种。

（1）肺活量训练器：通过吸气和呼气来锻炼肺部肌肉，增加肺活量和呼吸效率。

（2）呼吸阻力训练器：通过提供呼吸阻力来增强呼吸肌力量和耐力，改善呼吸效率。

（3）呼吸节律训练器：通过引导用户按照特定的呼吸节律进行训练，来帮助放松身心、减轻焦虑、改善睡眠质量等。

肺活量训练器和呼吸阻力训练器是家用呼吸训练器比较常见的选择。它们通常设计简单、易于使用，适合在家中进行呼吸训练。一些呼吸节律训练器也可以在家中使用，它可以减轻压力和焦虑，促进身心健康。在选择呼吸训练器时，建议咨询医生或专业人士，根据个人的健康状况和需求选择合适的训练器，并按照指导进行训练。

## （二）设备使用注意事项

### 1.设备安装和使用

仔细阅读设备的说明书，按照说明书上的指导进行设备的安装和使用，使用时确保设备各部分连接正确。

### 2.定期维护和清洁

按照说明书上的要求进行定期维护和清洁，呼吸机的面罩、管道和水箱需要定期清洁和消毒，以避免细菌滋生。更换滤芯、清洁设备表面和内部等，都要做到安全、正确。

3.定期检查和测试

定期检查和测试家庭呼吸设备，包括检查设备的电源、氧气浓度、压力等参数，确保设备能够正常工作。呼吸机的面罩、管道和过滤器等配件需要定期更换，以保证设备的正常使用。

4.设备存放和保养

需要将设备存放在干燥通风的地方，避免阳光直射和潮湿环境，定期检查设备的存放环境和设备本身的状态，以延长设备的使用寿命。

5.安全使用和注意事项

需特别注意应遵循设备的安全使用指南操作，避免设备的误操作和损坏，确保设备的安全使用。使用呼吸机时，需要按照医生或厂家的指导正确操作，包括正确佩戴面罩、设置合适的压力等。如果在使用过程中遇到任何问题，应及时联系设备厂家或专业人士进行处理。

6.设备的选择

家庭人工呼吸设备的选择应该由专业医护人员根据患者的具体情况和需要进行评估和指导。

## （三）家庭护理成员培训

家庭护理成员需要接受相关的培训，学习如何正确地使用机械通气设备，包括设备的安装、操作、维护和紧急情况的处理等，以确保患者在需要时能够得到及时有效的呼吸支持。培训通常由急救培训机构或医疗机构提供。

1.培训内容

（1）呼吸道管理：学习如何清除呼吸道内的分泌物，保证患者呼吸通畅。

（2）呼吸技术：学习正确实施人工呼吸，包括口对口人工呼吸及口对鼻人工呼吸。

（3）心肺复苏：学习如何正确实施心肺复苏，注意掌握正确的按压手法、按压深度及按压频率。

（4）辅助仪器使用：学习如何正确使用呼吸机来辅助患者呼吸。

（5）实际操作：进行模拟训练和实际操作，以提高技能和应对紧急情况的能力。

（6）定期监测患者的呼吸情况：家庭成员需要定期监测患者的呼吸情况，包括呼吸频率、血氧饱和度等指标，及时发现异常情况并根据实际情况调整通气设备的参数。

2.培训要点

（1）定期复查和评估：患者需要定期进行复查和评估，包括呼吸功能、设备适配性、并发症等方面的评估，以及根据评估调整治疗方案。

（2）安全防护和环境管理：确保呼吸设备的使用环境安全、清洁，避免交叉感染和其他安全隐患。

（3）心理支持：患者和家庭成员都可能面临心理压力和困扰，需要得到专业的心理支持和关怀。

（4）与专业医护人员保持联系：家庭成员需要与神经科医生或呼吸科医生保持联系，定期进行 SMA 患者的复诊和评估，及时调整治疗方案，以确保 SMA 患者的呼吸管理得到及时的专业支持。

有效的家庭人工呼吸管理，能提高 SMA 家庭成员的照护积极性，减轻家庭经济压力，减少负面情绪，提高幸福感。

### （四）家庭人工呼吸设备管理的环境设施要求

1. 环境要求

（1）干燥通风：保持人工呼吸设备的使用环境干燥通风，避免设备受潮或积水，以免影响设备的正常运行并造成安全隐患。

（2）温度适宜：人工呼吸设备需要放置在温度适宜的环境中，避免设备受热过度或过冷，以防止设备损坏或影响设备的正常运行。

（3）避免阳光直射：人工呼吸设备需要放置在避免阳光直射的地方，以防止设备受热过度或损坏。

（4）避免灰尘和异物：保持人工呼吸设备的使用环境清洁，避免灰尘和其他异物进入设备内部，影响设备的正常运行。

（5）防止碰撞和摔落：人工呼吸设备需要放置在稳固的平台上，避免碰撞或摔落，以免损坏设备或造成安全隐患。

2. 设备要求

（1）呼吸设备：家庭人工呼吸管理需要使用呼吸机或人工呼吸器。这些设备需要保持良好的工作状态，并且需要定期进行维护和清洁。此外，备用的呼吸设备也是必要的，以防止设备出现故障或需要维修时能够及时替换。

（2）安全设备：家庭人工呼吸管理需要一些安全设备，如氧

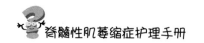

气供应系统、氧气浓度监测仪器、储氧袋等。这些设备可以在紧急情况下提供额外的呼吸支持，确保患者的安全。

（3）清洁和消毒设备：由于呼吸设备需要经常接触患者的呼吸道，因此需要有清洁和消毒设备，以确保设备的卫生和安全。包括清洁剂、消毒液、消毒设备等。

（4）监测设备：家庭人工呼吸管理需要监测患者的呼吸状况。因此，需要一些监测设备，如呼吸频率监测仪、血氧饱和度监测仪、二氧化碳监测仪等。这些设备可以帮助家庭成员及时发现患者的呼吸问题，并采取必要的措施。

（5）电源供应：呼吸设备需要稳定的电源供应。在紧急情况下，需要备用电源或者电池来保证呼吸设备的正常运行。

（6）安全设施：家庭中需要有紧急呼吸护理的安全设施，如灭火器、烟雾报警器等，以应对可能的紧急情况。

（7）培训和支持：家庭人工呼吸管理需要家庭成员接受培训，以学习如何正确地进行人工呼吸管理。此外，还需要得到医护人员的支持和指导，以确保他们能够正确地使用呼吸设备并监测患者的状况。

（8）紧急联系人和指导：家庭成员需要知道如何在紧急情况下联系医疗专业人员，并且需要定期接受相关的培训和指导。

## 第 2 节　居家生活患者的生活支持

日常生活活动是指人们日常生活中必需的基本活动，包括自我照顾、个人卫生、进食、穿衣、洗漱、如厕、移动和睡眠等。这些活动对于维持生活质量和独立生活至关重要。

在 SMA 中，日常生活活动评估是一种用于评估患者日常生活活动能力的方法。由于 SMA 会导致患者肌肉无力和萎缩，因此患者的日常生活活动能力可能会受到很大影响。通过对患者进行日常生活活动评估，可以了解患者的日常生活活动能力，制订个性化的康复计划，帮助患者维持或提高其日常生活活动能力。

1. 自理能力

SMA 患者可能需要在一些基本的自理活动上得到帮助，如刷牙、梳头、剃须等。家庭成员或护理人员可以协助他们完成这些活动，同时也可以通过康复训练提高患者的自理能力。

2. 进食

SMA 患者可能需要在进食方面得到帮助，如切碎食物、喂食等。家庭成员或护理人员可以协助他们完成这些活动，确保他们获得足够的营养。

3. 洗漱

SMA 患者可能需要在洗漱方面得到帮助，如洗脸、洗澡等。家庭成员或护理人员可以协助他们完成这些活动，同时也可以通过改造卫生间等措施提高患者的洗漱自理能力。

4. 穿衣

SMA 患者可能需要在穿衣方面得到帮助，如系鞋带、穿袜子等。家庭成员或护理人员可以协助他们完成这些活动，同时也可以通过改造衣柜等措施提高患者的穿衣自理能力。

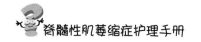

5.如厕

SMA 患者可能需要在如厕方面得到帮助，如使用马桶、清洁等。家庭成员或护理人员可以协助他们完成这些活动，同时也可以通过改造厕所等措施提高患者的如厕自理能力。

需要注意的是，家庭成员或护理人员需要根据患者的实际情况，制订合理的护理计划，为他们提供全方位的支持和帮助。

## 第3节　居家生活患者的健康观察

### （一）肌肉萎缩情况

1.肌肉力量

观察患者的肌肉力量和运动能力，是否出现肌肉无力、肌肉萎缩等情况。可以通过观察患者的日常活动、运动能力和姿势来评估肌肉力量的情况。

2.肌肉形态

观察患者是否出现明显的肌肉萎缩或肌肉形态异常的情况。可以通过患者的四肢、躯干等部位的肌肉形态来评估肌肉的情况。

3.肌肉张力

观察患者是否出现肌肉张力降低或肌肉松弛的情况。可以通过触摸患者的肌肉，感受肌肉张力的情况。

4. 肌肉痉挛

观察患者是否出现肌肉痉挛、抽搐等症状。

5. 体重变化

观察患者是否出现体重下降或增长缓慢的情况，体重变化可能与肌肉萎缩有关。

在观察肌肉萎缩情况时，家人及护理人员需要及时记录观察到的情况，并与医疗团队进行沟通，以便制订相应的护理和治疗计划。此外，定期进行专业的康复评估和治疗也是非常重要的，以帮助患者维持最佳的肌肉功能和舒适度。

## （二）运动情况

以下是观察居家 SMA 患者运动情况的一些建议。

1. 肌肉活动范围

观察患者是否存在肌肉活动受限的情况。可以观察患者日常生活中的活动情况，包括手部、脚部和躯干的活动情况。

2. 运动能力

观察患者是否能够自主转身、坐立、站立、行走等。注意观察患者在不同环境下的运动表现，如在家中、户外或学校等场所的情况。

3. 姿势控制

观察患者的姿势控制能力，如坐姿、站姿和步行时的姿势控制情况。注意是否出现姿势不稳、易于摔倒等情况。

4. 动作协调

观察患者手部和脚部的精细动作、抓握能力等。注意是否出

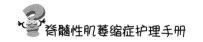

现动作笨拙、不协调等情况。

5.疲劳情况

观察患者在运动后是否出现明显的疲劳情况，以及疲劳对运动能力的影响。

在观察居家 SMA 患者的运动能力时，家人及护理人员需要密切关注患者的日常活动情况，及时记录观察到的情况，并与医疗团队进行沟通，以便制订合理的护理和康复计划。此外，定期进行专业的康复评估和治疗也是非常重要的，以帮助患者最大限度地发挥其运动潜能。

## （三）呼吸功能情况

以下是一些观察和锻炼呼吸功能的建议。

1.观察呼吸功能

家庭成员和护理人员应该密切观察 SMA 患者的呼吸情况，包括呼吸频率、深度和是否有呼吸困难的迹象。如果发现患者出现呼吸困难、呼吸频率增加或其他异常情况，应及时告知医生。

2.定期进行呼吸锻炼

SMA 患者可以进行一些简单的呼吸锻炼，以帮助维持呼吸肌功能。这些锻炼包括深呼吸、吹气球、吹蜡烛等。这些锻炼有助于增强呼吸肌力量和提高肺活量。

3.采取正确的体位

正确的体位对于呼吸功能也非常重要。家庭成员和护理人员可以帮助患者调整合适的体位，以使呼吸更加顺畅。

### 4.使用辅助呼吸设备

一些 SMA 患者可能需要使用辅助呼吸设备，如呼吸机或者生物反馈设备，以帮助他们维持正常的呼吸功能。家庭成员和护理人员需要学习如何正确使用这些设备，并严格按照医生的指导进行操作。

对于 SMA 患者来说，呼吸功能的观察和锻炼是非常重要的。家庭成员和护理人员需要密切关注患者的呼吸情况，并根据医生的建议进行相应的呼吸锻炼和管理。

## （四）饮食和营养状态

以下是观察居家 SMA 患者饮食和营养情况的一些建议。

### 1.饮食摄入量

观察患者的饮食摄入量，包括进食速度、食量等。注意是否出现进食困难或进食速度缓慢的情况。

### 2.进食姿势

观察患者进食时的姿势，包括坐姿或卧姿进食的情况。注意是否出现进食姿势不便或需借助辅助器具的情况。

### 3.进食困难

观察患者是否出现进食困难的情况，包括吞咽困难、咀嚼困难或口腔肌肉控制不佳等症状。

### 4.营养摄入

观察患者的营养摄入情况，包括蛋白质、碳水化合物、脂肪、维生素和矿物质的摄入情况。注意是否出现营养不良或特定营养素摄入不足的情况。

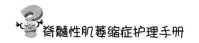

### 5.饮食偏好

观察患者的饮食偏好和口味变化，包括是否出现对特定食物的偏好或厌恶，以及口味变化对饮食摄入的影响。

在观察居家 SMA 患者的饮食与营养情况时，家人及护理人员需要密切关注患者的进食情况和营养摄入，及时记录观察到的情况，并与医疗团队进行沟通，以便制订合理的饮食和营养计划。根据患者的情况，可能需要营养师或其他专业人士的帮助，以确保患者获得充分的营养支持。

## （五）心理状态

### 1.情绪表现

观察患者的情绪表现，包括快乐、沮丧、焦虑、愤怒等情绪。注意是否出现情绪波动较大或持续沮丧的情况。

### 2.社交互动

观察患者的社交互动情况，包括其与家人、朋友和其他人的交流和互动。注意是否出现社交能力下降或与他人交流困难的情况。

### 3.自我认知

观察患者对自己疾病和状况的认知和理解，包括对疾病的接受程度和对未来的期许。注意是否出现自我认知不足或消极的情况。

### 4.应对能力

观察患者面对疾病和生活挑战时的应对能力，包括应对压力、解决问题和寻求支持的能力。注意是否出现应对能力不足或退缩的情况。

5. 心理健康问题

观察患者是否出现焦虑、抑郁、自卑、自闭等心理健康问题的迹象。注意心理健康问题对日常生活和社交功能的影响。

在观察居家 SMA 患者的心理状态时，家人和护理人员需要与患者进行良好的沟通，关注其情绪变化和心理健康状况，给予足够的支持和关爱。此外，定期进行心理健康评估和心理支持也是非常重要的，以帮助患者应对疾病带来的心理压力和挑战。如有必要，可以寻求心理咨询师或心理医生的帮助，以确保患者的心理状态得到充分关注和支持。

## （六）医疗情况

以下是观察居家 SMA 患者医疗情况的一些建议。

1. 用药情况

患者是否按时足量服用处方药物，以及药物对症状的缓解效果。

2. 器械使用情况

对使用仪器的患者，观察是否正确使用相应医疗器械，如呼吸机、制氧机等医疗器械，并确保器械的清洁和维护。

3. 定期治疗和康复训练

患者是否按时进行定期的康复治疗和训练，包括物理治疗、职业疗法、言语治疗等，以维持肌肉功能和促进日常生活能力。

4. 医疗复诊

患者是否按时接受医生的复诊和随访，包括神经内科医生、

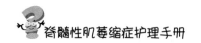

康复医生、呼吸科医生等，以确保疾病得到及时的监测和管理。

5.医疗并发症

观察患者是否出现医疗并发症，如呼吸道感染、骨质疏松、营养不良等，并及时采取措施进行治疗和预防。

在观察居家 SMA 患者的医疗情况时，家人和护理人员需要密切关注患者的医疗护理情况，确保患者得到充分的医疗支持和治疗。定期与医疗团队进行沟通，及时报告患者的症状变化和治疗效果，以便调整治疗方案。此外，家庭也需要接受相关的培训和教育，学习正确的护理技能和医疗器械使用方法，以确保患者得到适当的医疗护理。

## 第4节　紧急情况应对与急救

### （一）呼吸困难

1.立即拨打急救电话

在发现患者出现呼吸困难时，立即拨打急救电话，并告知急救人员患者的病情和地址。

2.保持患者安静

在等待急救人员到达之前，保持患者安静，让患者保持舒适的姿势，尽量减少他们的活动和焦虑。

3.保持呼吸道通畅

如果患者意识清醒，可以帮助他们调整舒适的姿势，如坐起或半卧位，以保持呼吸道通畅。

4.使用辅助呼吸设备

如果患者使用呼吸辅助设备（如呼吸机），要确保设备正常运转，及时进行调节和维护。

5.氧气供应

如果患者使用氧气治疗，确保氧气供应充足并正常运转，及时更换氧气瓶。

6.实施心肺复苏

如果患者呼吸和心跳停止，立即开始进行心肺复苏，直到急救人员到达。

7.观察症状变化

在等待急救人员到达的过程中，密切观察患者的症状变化，及时向急救人员提供最新的病情信息。

在进行急救时，家人和护理人员需要保持冷静，并采取有效的措施，以确保患者在面临呼吸困难时得到及时救治。同时，定期接受相关的急救培训和技能培训，以提高急救的效率和准确性。

## （二）意外摔倒或跌倒

1.立即检查患者的伤势

当患者摔倒或跌倒后，立即检查患者的伤势，特别是头部、四肢和躯干部位是否受伤，观察有无出血、肿胀或畸形等情况。

2.保持患者安静

让患者保持安静，避免过度移动，以免加重潜在的伤害。

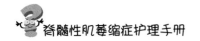

3. 判断是否需要急救

根据患者的症状和伤势，判断是否需要紧急就医。如果患者出现严重的头部、颈部受伤或骨折等情况，需要紧急就医。

4. 移动患者

如果患者需要移动到安全的地方，家人和护理人员需要使用正确的方法进行移动，避免进一步伤害患者。

5. 应对潜在的伤害

根据患者的具体情况，及时处理潜在的伤害，如清洁伤口、冰敷肿胀部位等。

6. 观察症状变化

在等待急救人员到达的过程中，密切观察患者的症状变化，及时向急救人员提供最新的病情信息。

在进行急救时，家人和护理人员需要保持冷静，并采取有效的措施，以确保患者在发生摔倒或跌倒时得到及时救治。同时，定期接受相关的急救培训和技能培训，以提高急救的效率和准确性。

## （三）呼吸心搏骤停

如果 SMA 患儿出现呼吸心搏骤停，家庭成员需要立即进行心肺复苏。心肺复苏包括按压胸部和进行人工呼吸，家庭成员需要接受相关的培训，以便在必要时进行有效的急救。

1. 立即拨打急救电话

在发现患者呼吸心搏骤停后，立即拨打急救电话，并告知急救人员患者的情况和地址。

2. 判断意识和呼吸

检查患者的意识和呼吸情况。如果患者没有意识且没有呼吸，需要立即进行心肺复苏。

3. 实施心肺复苏

如果患者没有意识且没有呼吸，立即开始进行心肺复苏。对于 SMA 患者而言，由于其肌肉功能受损，心肺复苏可能需要特殊的技巧和方法，需要根据患者的具体情况进行操作。在急救人员到达之前，家人和护理人员需要尽快开始心肺复苏，并按照培训所学的技能进行操作。

4. 使用自动体外除颤器（automated externd defibrillator, AED）

如果有 AED 设备，家人和护理人员可以根据设备提示使用 AED 进行电除颤。AED 设备会指导操作者进行除颤，但在使用 AED 之前，需要确保患者的身体干燥，且没有佩戴任何金属物品（如胸针、手表等）。

5. 提供最新的病情信息

在等待急救人员的过程中，密切观察患者的症状变化，并及时向急救人员提供最新的病情信息。

在进行急救时，家人和护理人员需要保持冷静，并采取有效的措施，以确保患者在呼吸心搏骤停时得到及时救治。同时，定期接受相关的急救培训和技能培训，以提高急救的效率和准确性。

## （四）饮食窒息

如果患者在进食时出现窒息，家属需要立即采取急救措施，如背部拍击或进行人工呼吸，直至患者呼吸道通畅。

1. 立即拨打急救电话

在发现患者饮食窒息后，立即拨打急救电话，并告知急救人员患者的情况和地址。

2. 采取急救措施

如果患者仍然有部分气道通畅，可以尝试让患者自行咳嗽来清理气道。但如果患者完全无法说话、咳嗽或呼吸，需要立即进行急救。

3. 后背拍击法

对于 SMA 患者，由于肌肉功能受损，传统的胸部冲击可能不太适用。因此，可以尝试使用后背拍击法，即用力拍击患者背部，帮助清除气道阻塞物。

4. 腹部挤压法

如果后背拍击法无效，可以尝试轻柔地进行腹部挤压，以帮助患者排出气道阻塞物。

5. 继续急救直至急救人员到达

在进行急救的同时，家人和护理人员需要继续观察患者的状况，并在等待急救人员的过程中，随时向急救人员提供最新的病情信息。

在进行急救时，家人和护理人员需要保持冷静，并采取有效的措施，以确保患者在饮食窒息时得到及时救治。同时，定期接受相关的急救培训和技能培训，以提高急救的效率和准确性。

## （五）药物过敏或不良反应

如果患者出现药物过敏或不良反应，需要立即停止使用该药物，并就医寻求帮助。

**1. 停止用药**

如果患者出现药物过敏或不良反应的症状，立即停止使用引起反应的药物。如果是处方药，需要在医生指导下停药；如果是非处方药，需要立即停止使用。

**2. 拨打急救电话**

在发现患者出现药物过敏或不良反应后，立即拨打急救电话，并告知急救人员患者的情况和地址。

**3. 提供急救**

如果患者出现严重的过敏反应，如呼吸困难、喉咙肿胀、皮疹、昏厥等，需要立即进行急救。家人和护理人员可以根据培训所学的急救技能，进行紧急处理，如保持患者呼吸通畅、保持患者舒适、保持患者的体温等。

**4. 使用急救药物**

如果患者有药物过敏或不良反应，且急救箱内有适用的急救药物（如肾上腺素自动注射器），可以按照医生或急救人员的指导使用。

**5. 继续急救直至急救人员到达**

在进行急救的同时，家人和护理人员需要继续观察患者的状况，并在等待急救人员的过程中，随时向急救人员提供最新的病情信息。

在进行急救时，家人和护理人员需要保持冷静，并采取有效的措施，以确保患者在药物过敏或不良反应时得到及时救治。同时，定期接受相关的急救培训和技能培训，以提高急救的效率和准确性。

在紧急情况下，家庭成员需要冷静应对，及时拨打急救电话或将患者送往医院急诊室。同时，家庭成员也需要定期参加急救培训，掌握基本的急救知识和技能，以便在紧急情况下能够有效地进行急救。

## （六）灾害发生早期应该如何应对

以下是一些灾害发生前的准备和早期应对建议。

1. 灾害发生前的准备

（1）制订紧急计划：制订家庭的紧急应对计划，包括灾害发生时的应对措施、转移路径、紧急联系人。确保所有家庭成员都清楚了解这些计划。

（2）准备紧急医疗包：包括必需的医疗用品、急救药物、医疗记录、急救联系信息等。确保医疗包中的物品完整并及时更新。家庭成员都清楚医疗急救包的位置和内容。

（3）检查医疗设备：确保患者所需的医疗设备（如呼吸机、吸痰机等）正常运转并备有备用电源。

（4）准备通信设备：准备备用电源、手机充电器等，以确保在灾害发生时能够保持通讯。

（5）学习基本急救知识：家庭成员应该学习基本的急救知识和技能，包括心肺复苏术、止血包扎、骨折固定等，以便在灾害发生时能够及时进行急救。

（6）准备紧急联系人联系方式：准备好医生、紧急救援机构、家庭成员等的联系方式，以便在需要时能够快速联系到他们。

2. 灾害发生的早期应对措施

（1）确保安全：在灾害发生时，首要任务是确保患者的安全。迅速评估周围环境，确保没有危险物品，将患者转移到安全的地方。

（2）寻求帮助：尽快联系紧急救援机构或医疗机构，提供患者的基本信息和医疗情况，寻求帮助和支持。

（3）使用医疗设备：确保患者的医疗设备正常运转，如呼吸机、吸痰机等，有备用电源以应对停电情况。

（4）确保药物和医疗用品充足：确保患者所需的药物和医疗用品充足，并妥善保存。

（5）执行紧急转移计划：根据紧急情况，执行事先制订的转移计划，确保患者的安全和医疗需求得到满足。

（6）寻求社区支持：在灾害发生时，家庭也可以寻求社区支持，包括寻求邻居、义工或社会组织的帮助，以获取医疗和生活上的支持。

（7）协助社区救援：在灾害发生后，家庭成员也可以积极参与社区的救援工作，协助受灾群众，提供急救和医疗帮助。

总之，家庭医疗护理在灾害发生早期需要做好充分的准备，包括制订应急计划、储备医疗用品和药物、学习基本急救知识、准备紧急联系人清单等。这些准备可以帮助家庭在灾害发生后有效地应对紧急情况。

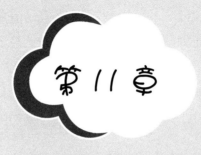

# 患者疫苗接种

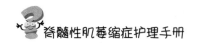

## 第 1 节　SMA 患者是否可以接种疫苗?

SMA 是一种遗传性疾病,不是由病毒或细菌引起的传染病,针对疫苗接种,国家卫生健康委员会已发布《国家免疫规划疫苗儿童免疫程序及说明(2021 年版)》。SMA 作为稳定的、非活动性的神经系统疾病,不属于疫苗接种的禁忌证,因此 SMA 患者和其他人一样可以接种疫苗。对于儿童 SMA 患者来说,及时接种适合的疫苗可以帮助他们免受一些常见传染病的侵害,提高生活质量。

由于 SMA 患者的免疫系统可能存在一定程度的异常,因此接种疫苗的时间和种类需要根据患者的具体情况进行个体化评估。一般来说,SMA 患者可以接种常规疫苗,如流感疫苗、肺炎球菌疫苗等。但是,SMA 患者的免疫系统可能较为脆弱,在接种疫苗时需要特别注意。SMA 患者接种疫苗需要考虑到免疫系统功能、病情的严重程度、免疫状态、疾病进展和目前正在使用的药物等因素,以引起哪些疫苗是安全和适宜的。一些疫苗可能需要调整剂量或接种方式,以引起足够的免疫反应。此外,某些疫苗可能需要在疾病稳定期或特定的时间点进行接种,以避免加重病情或产生不良反应。

# 第 2 节　患者接种疫苗的利与弊

1.SMA 患者接种疫苗的益处

（1）预防传染病：疫苗可以帮助 SMA 患者预防一些常见的传染病，如流感、肺炎、麻疹、破伤风等。这些传染病可能会对他们的健康造成严重威胁，尤其是对于免疫系统功能受损的 SMA 患者来说。

（2）提高免疫力：因为 SMA 患者的免疫系统可能存在功能缺陷，接种疫苗可以刺激免疫系统产生免疫反应，提高机体对特定病原体的免疫力。这对于 SMA 患者来说特别重要。

（3）减少并发症：接种疫苗，可以降低 SMA 患者患并发症的风险，因为一些传染病可能会引发并发症，比如肺炎可能导致呼吸衰竭。

（4）保障公共卫生：当足够多的人接种疫苗时，就可以形成群体免疫，减少疾病的传播。接种疫苗不仅可以保护个人，还可以保障整个社区的公共卫生。

2.SMA 患者接种疫苗的弊端

SMA 患者接种疫苗通常是可靠及安全的，但在极少的情况下，可能会出现一些不良反应或并发症。疫苗接种的不良反应通常有注射部位疼痛、红肿和发热等，这些症状通常会在几天内自行缓解，但有些患者可能会发生过敏反应，应在接种疫苗前进行过敏测试或采取其他预防措施。对于 SMA 患者来说，这些不良反应可能会加重他们的症状，如肌肉无力、疲劳等。

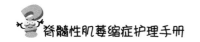

## 第 3 节  患儿接种的疫苗类型

SMA 患儿接种的疫苗类型与正常儿童相似，但 SMA 患儿的免疫系统可能存在功能缺陷，因此某些疫苗可能需要调整剂量或接种方式，可能需要根据个体情况进行调整。以下是一些常见的儿童疫苗类型。

1. 常规疫苗

包括乙肝疫苗、卡介苗、脊灰灭活疫苗、百白破疫苗、麻腮风疫苗、乙脑减毒活疫苗、A 群流脑多糖疫苗、A 群 C 群流脑多糖疫苗、甲肝减毒活疫苗等。

2. 加强疫苗

有些疫苗需要进行加强接种，以增强免疫效果。例如，百白破疫苗在 4 岁时需要进行加强接种，脊灰灭活疫苗在 4 岁时需要进行加强接种。

3. 季节性疫苗

根据季节和疾病流行情况，可能需要接种季节性疫苗，如流感疫苗。

## 第 4 节  患儿接种疫苗的注意事项

SMA 是一种罕见的神经肌肉疾病，患者通常会出现肌肉无力、肌肉萎缩等症状。目前，针对 SMA 的疫苗已经问世，并且在一些国家已经开始接种。接种疫苗对于 SMA 患儿来说是一件好事，但是在接种时也需要注意一些事项。

1. 接种前的准备

在接种疫苗之前，家长需要和医生进行充分的沟通，了解疫苗的适应证、禁忌证、可能的不良反应等信息。同时，家长需要告知医生患儿的病情，以便医生更好地评估患儿接种疫苗的风险和益处。

2. 接种后的观察

在接种疫苗后，患儿需要在医生的指导下接受观察。家长需要密切观察患儿接种后的情况，包括是否出现发热、注射部位红肿、疼痛等不适症状。如果出现异常情况，需要及时向医生报告并进行处理。

3. 避免感染

接种疫苗后，患儿可能会出现一定程度的免疫反应，此时患儿的抵抗力可能会下降，容易感染。因此，家长需要尽量避免患儿接触有感染风险的环境和人群，保持室内空气清新，保持患儿的个人卫生。此外，应保持注射部位干燥，避免沾水。避免在注射部位进行按摩或热敷，同时避免触摸接种部位。如果需要更换尿布或衣服，应避免摩擦接种部位。

4. 注意饮食

接种疫苗后，患儿的身体需要消耗一定的能量来应对免疫反应，因此家长需要注意患儿的饮食，给予患儿易消化的食物，保证患儿的营养摄入，增强身体的抵抗力。

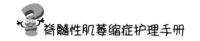

5.定期复诊

接种疫苗后，患儿需要定期到医院复诊，以便医生及时观察患儿的病情变化，及时处理可能出现的并发症。同时，家长也可以向医生咨询关于患儿接种后的护理和康复问题。

（1）评估病情变化：定期复查可以帮助评估患者的病情变化，包括肌肉力量、运动功能、呼吸功能等。医生会根据评估结果调整治疗方案。

（2）监测药物效果：如果患者正在使用药物治疗，定期复查可以帮助监测药物的效果，并根据需要调整药物剂量。

6.注意疫苗效果

应注意观察疫苗的效果，如是否产生了抗体等。如果需要，可以进行相关的检测。

7.注意家庭环境

接种疫苗后，家长需要注意家庭环境的清洁和卫生，保持室内空气清新，避免患儿接触有害物质和细菌，保证患儿的健康。

8.心理护理

患儿在接种疫苗后可能会出现焦虑、紧张等情绪，可以通过听音乐、阅读、与家人朋友交流等方式，放松心情，减轻压力。家长需要给予患儿足够的关心和支持，帮助患儿调整心态，保持乐观的心态，有利于患儿的康复。

9.充足的睡眠

确保患者每天获得足够的睡眠时间，根据患者的年龄和个体需求，一般建议成年人每天睡眠 7～9 小时，儿童根据年龄适当增加睡眠时间。

10. 避免剧烈运动

接种疫苗后，应避免剧烈运动或过度劳累，以免加重身体负担。可以选择一些轻松的活动，如散步、阅读等。

11. 合理安排活动

根据患者的体力和身体状况，合理安排日常活动。避免长时间站立或久坐，适当休息和活动身体。

12. 药物告知

在接种疫苗前，应告知医生患者正在使用的所有药物，包括处方药、非处方药、保健品等。医生会评估药物之间的相互作用，并给出相应的个性化建议。

13. 避免同时用药

尽量避免在接种疫苗的同时使用其他药物，尤其是那些可能影响免疫系统的药物，如皮质类固醇、免疫抑制剂等。如果必须使用这些药物，应在接种疫苗前咨询医生，并根据医生的建议调整用药时间。

14. 注意药物剂量

某些药物可能会影响疫苗的效果，因此在接种疫苗后，应注意药物的剂量和使用方法。如果需要调整药物剂量，应在医生的指导下进行。

# 第 5 节　患者接种疫苗后的不良反应

SMA 患者接种疫苗后可能会出现一些不良反应，如头痛、恶心、呕吐、肌肉疼痛等。患者接种疫苗后出现不良反应的处理方法如下。

**1. 轻微不良反应**

如果患者接种疫苗后出现轻微的不良反应，如局部红肿、疼痛、发热等，通常不需要特殊处理，只需注意休息、多喝水、保持局部清洁即可。这些不良反应一般会在 1 ～ 3 天自行缓解。

**2. 中度不良反应**

如果患者接种疫苗后出现中度不良反应，如发热、头痛、肌肉酸痛等，可以给予对症治疗，如服用退热药物、镇痛药等。同时，应注意观察患者的病情变化，如果症状持续加重或出现其他异常症状，应及时就医。

**3. 严重不良反应**

如果患者接种疫苗后出现严重的不良反应，如呼吸困难、过敏性休克等，应立即就医，并进行紧急处理。在就医途中，应保持患者呼吸道通畅，避免窒息。

SMA 患儿在接种疫苗后需要家长和医生的密切关注和护理，以保证患儿的身体健康和康复。接种疫苗能够为 SMA 患儿带来更多的希望和可能。接种疫苗不仅可以预防感染疾病，还可以减少患儿因感染而导致的并发症，帮助患儿提高生活质量，延长寿命。因此，家长和医生需要共同努力，为患儿提供最好的护理和关爱，帮助他们度过每一个健康的日子。

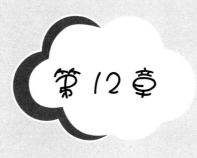

第12章

# 罕见病的认识

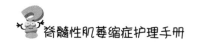
# 第 1 节　什么是罕见病？

在中国，罕见病是指发病率小于 1/500 000 或新生儿发病率小于 1/10 000 的疾病。在美国，罕见病是指在美国境内患病人数少于 20 万人的疾病。在欧洲，罕见病是指发病率小于 1/2000 的疾病。

罕见病的种类非常多，包括遗传代谢性疾病、神经系统疾病、血液系统疾病、免疫系统疾病等。对于罕见病的研究和治疗需要投入大量的人力、物力和财力，因此需要政府、医疗机构、科研机构和社会各界的共同努力。同时，也需要加强对罕见病的宣传，提高公众对罕见病的认识和关注，为罕见病患者提供更好的医疗和社会支持。

# 第 2 节　国家对罕见病的政策

1.药物政策

（1）诺西那生钠、利司扑兰进入国家医保药品目录：2021 年 12 月，国家医保局发布消息，全球首个用于治疗罕见病 SMA 的药物诺西那生钠注射液被正式纳入国家医保药品目录，每瓶从 53 680 元降到 33 000 元。2023 年，在第 16 个"国际罕见病日"来临前夕，SMA 口服治疗药物利司扑兰正式被纳入国家医保药品目录，并于 2023 年 3 月 1 日起正式落地执行新医保谈判价格，价格由每瓶 63 800 元下降至每瓶 3 780 元。纳入国家医保药品目录后，诺西那生钠、利司扑兰的价格降低了，为患者及其家庭带来了更多的希望。

（2）孤儿药关税降低：自 2023 年 3 月 1 日起，中国降低了首批 21 个罕见病药品和 4 个原料药的进口环节增值税，将其按 3% 征收，国内环节可选择按 3% 简易办法计征增值税。这一举措旨在降低罕见病药物的成本，使得患者能够更容易负担得起。

（3）孤儿药上市速度加快：药品医疗器械审评审批制度改革后，罕见病治疗药物被纳入优先审评范围。国家药品监督管理局和国家卫生健康委员会联合发布的《临床急需境外新药审评审批工作程序》及申报资料要求明确了对罕见病治疗药品的技术审评将在受理后 3 个月内完成。

2. 医保政策

（1）医保覆盖：目前，国内罕见病药物纳入医保的比例正在逐步提高。根据最新的数据，已有 2 860 种罕见病治疗药物进入国家医保目录，这意味着国内 67% 的已上市罕见病用药都被纳入了医保体系，大大减轻了患者的用药负担。随着政策的不断优化和调整，将有更多罕见病药物被纳入医保，为患者提供更多的治疗选择和费用减免。

（2）立法与规定：相关政策包括《药品注册管理办法》《新药注册特殊审批管理规定》等，其中提到了有关罕见病和治疗罕见病的新药的规定。

（3）医保报销政策：罕见病患者在就医时，医保会提供一定

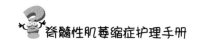

的报销政策，比如直接报销或者通过特殊渠道报销。

（4）医疗补助政策：对于新生儿罕见病患者，医保可能会提供一定的医疗补助，以帮助患者支付医疗费用。

（5）大病医保补助：特殊病种也称大病，在医保体系当中有一个专门的大病医保补助。参保人每年缴纳一定的费用，在发生大病时就可以享受到相应的报销，并且可以进行二次报销，有效地降低和减轻了患者的经济压力和负担。

3. 加强对罕见病的研究与宣传

（1）研究支持：在 2018 年成立了中国罕见病联盟，并且在 2018 年出版了《中国第一批罕见病目录释义》。

（2）公众意识提高：国家还通过国际罕见病日等活动，提高公众对罕见病的认识和理解，以促进更全面的关怀和支持。

我国正在采取积极措施改善罕见病患者的诊疗条件和生活质量，其中包括降低药品成本、加速新药上市、扩大医保覆盖及推动相关研究发展等方式。

## 第 3 节　罕见病患者的组织

1. 国内罕见病组织

（1）北京市美儿脊髓性肌萎缩症关爱中心（简称：美儿 SMA 关爱中心），于 2016 年由患者家属冯家妹女士与患者马斌先生发起成立，是中国内地第一家民政注册的专注于 SMA 领域的非盈利性组织。美儿 SMA 关爱中心致力于为 SMA 患者群体提供全生命周期的支持与帮助，解决医疗康复、社会融入等方面问题；宣传疾病知识并多方位立体展现 SMA 患者生存现状，呼吁社会各界关注并支持罕见病群体；搭建多方参与平台，共同推动中国 SMA 诊疗发展，促进保障罕见病群体权益相关制度、政策的完善。

（2）北京血友之家罕见病关爱中心：于 2012 年 2 月 1 日在北京市民政局注册成立，并成为首都慈善公益组织联合会会员。该组织主要开展血友病患者及其家庭在教育、医疗、心理关怀、就业等方面的救助活动，并开展血友病知识宣传教育等活动。

（3）病痛挑战基金会：在新型冠状病毒肺炎疫情严重期间，为上海特殊代谢类罕见病患儿提供了断供的特医食，帮助患儿及其家庭解决了困难。

（4）紫贝壳公益：由硬皮病患者郑嫒创办，是国内首个硬皮病公益组织。该组织致力于推动硬皮病研究和诊疗的进一步发展，帮助患者勇敢面对疾病。

（5）罕见病患者协会：罕见病患者协会是一个由罕见病患者和家属组成的组织，旨在为罕见病患者提供支持和帮助，促进罕见病的研究和治疗，提高罕见病患者的生活质量和权益。

（6）罕见病基金会：罕见病基金会是一个专门致力于支持罕见病患者、推动罕见病研究和提高公众意识的非营利组织。这些基金会通常通过资助研究项目、提供患者支持服务、组织教育活动、倡导政策变革等方式来帮助罕见病患者和家庭。

（7）罕见病研究机构：罕见病研究机构是指专门从事罕见病研究的机构，旨在研究罕见病的病因、发病机制、诊断和治疗方

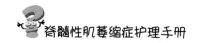

法等方面，以提高罕见病的防治水平和患者的生活质量。罕见病研究机构通常由医学专家、科研人员、医生、护士等组成，他们通过开展基础研究、临床研究、流行病学调查等方式，深入探究罕见病的本质和规律，为罕见病的防治提供科学依据和技术支持。

（8）罕见病医疗中心：罕见病医疗中心是指专门为罕见病患者提供医疗服务的机构。它的目标是为罕见病患者提供全面的医疗服务，包括诊断、治疗、康复和护理等方面。罕见病医疗中心的建立旨在提高罕见病患者的医疗服务水平，促进罕见病的研究和治疗，提高罕见病患者的生活质量和生存率。

2. 国际罕见病组织

（1）国际罕见病组织（ROI）——该组织致力于促进全球罕见病研究和治疗的发展，为患者提供支持和资源。

（2）美国国家罕见病组织（NORD）——该组织为美国罕见病患者提供支持和资源，同时也致力于推动罕见病研究和医疗政策的发展。

（3）欧洲罕见病组织（EURODIS）——该组织是一个欧洲性的罕见病患者组织，致力于促进罕见病研究、治疗和政策的发展。

（4）中国罕见病家庭支持联盟——该组织为中国罕见病患者及其家庭提供支持和资源，同时也积极参与罕见病政策制定和罕见病研究工作。

3. 罕见病组织的主要工作

罕见病组织的内容主要包括以下方面。

（1）提供支持和信息：罕见病患者协会为患者和家属提供情

感支持、心理咨询、医疗信息和资源等，帮助他们了解罕见病、应对疾病和提高生活质量。

（2）推动研究和治疗：罕见病患者协会积极推动罕见病的研究和治疗，包括资助研究项目、参与临床试验、促进药物研发等，以提高罕见病的诊断率和治疗效果。

（3）倡导制定政策和法律：罕见病患者协会倡导政府制定有利于罕见病患者的政策和法律，包括医疗保障、药品审批、特殊教育等方面，以提高罕见病患者的权益和福利。

（4）组织活动和宣传：罕见病患者协会组织各种活动，如宣传活动、筹款活动、患者聚会等，以提高公众对罕见病的认识和关注，促进社会对罕见病患者的理解和支持。

（5）建立交流平台：罕见病患者协会建立患者和家属之间的交流平台，促进患者之间的交流和互助，分享经验和信息，增强患者的自信心和归属感。

4. SMA 相关公益组织、项目

针对 SMA 的国内几个比较重要的公益组织有美儿 SMA 关爱中心、脊活新生——脊髓性肌萎缩症（SMA）患者援助项目、中国 SMA 诊治中心联盟（ASCC）。

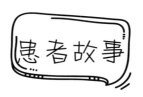

# 一个家庭，两种罕见病，
# 三个人的二十年抗争

郭敬堂自幼患有脊髓性肌萎缩症（SMA），肌肉萎缩无力，骨骼变形，只能依靠轮椅行动。SMA 位于中国《第一批罕见病目录》的第 110 位；他的父亲郭远兰患有视网膜色素变性（RP），视觉感光细胞不断坏死，视野不断缩小，最终面临失明。RP 位于中国《第一批罕见病目录》第 102 位。作为双罕见病家庭，在与疾病抗争的道路上，母亲林爱华二十年如一日，无私付出，默默奉献。一家人一路相携而行，从"家"的角度，诠释了生命在面对疾病时的坚韧与力量。

## 爸爸和儿子患有不同的罕见病

2023 年 12 月初，家住福州的林爱华陪着丈夫和儿子去了一趟广州。他们的每次出门她都必须跟着。因为她的丈夫郭远兰和儿子郭敬堂分别患有两种迥异的罕见病，都需要她的照料。郭远兰视力微弱，视野极窄，濒临失明，人来人往的火车站里，若不紧紧拉住他，他一定会被撞伤。22 岁的郭敬堂自幼全身无力，坐着轮椅，上下车都得由他人协助。出门时，林爱华总是把心分成两半，一半挂在丈夫身上，一半牵系着儿子。

郭敬堂所患的罕见病 SMA 是一种多发于婴幼儿时期的高致亡性、高致残性运动神经元病。郭远兰所患的 RP 是一种进行性致盲类遗传性罕见病。

如果说家人确诊罕见病对于一个家庭来说无异于"天塌了"，那这个家的天就"塌"了两次。

## 儿子确诊 SMA 求医之路的开始

林爱华记得儿子出生的时候，一家人开心不已，但敬堂一岁多时就显露出运动功能的异常。一年多以后，经过基因检测，确诊为 SMA。

在确诊的那个年代，SMA 被称为"婴幼儿遗传病的头号杀手"。它会导致患者的肌肉萎缩，进而致使骨骼畸形、呼吸衰竭，以及全身多器官的异常。许多患儿面临着死亡的威胁，可能一场感冒就会让他们住进 ICU。他们即使活下来，也难以避免严重残疾，过着与轮椅等辅具为伴的人生。他们的成长，需要家人极大的经济与精神投入。

面对这样的现实，林爱华与郭远兰擦干眼泪，倾心投入到对儿子的照护中。为了儿子能更好地生活和成长，他们带着他去上海治疗。在那三四年的时间里，一家人定期到上海去进行随访，两地奔波，风雨无阻。然而，当时对 SMA 没有针对性的科学治疗手段，敬堂仍旧日益衰弱，不得不坐上了轮椅。

不知不觉间，敬堂到了适学年龄。附近的小学在山坡上，一层又一层的台阶，不管是进教室还是上厕所都非常麻烦。对于无法独立行走、缺乏自理能力的敬堂，要上学真的太难太难了。敬堂没能上小学，但课程却没落下，一直自学坚持到了能上初中的那一天。当时的郭远兰是初中生物老师，敬堂可以到他的班上去上学。"就这样，爸爸成了我的班主任，整个初中都是。"

但爸爸并没有给他"开后门"。敬堂至今记得，初中的第一次考试，自己语文考了不及格，他大受触动，之后发奋努力，在第二次语文考试时就获得了班级前三的排名。从此以后，他在班上就一直保持着优异的成绩。

## 爸爸视力恢复却再遇大病

在带着敬堂求医求学的那些年里，郭远兰的眼睛一直不太好。

郭远兰的夜盲症由来已久。随着时间的推移，他的眼睛又有了白内障的症状，眼前蒙着的白雾越来越浓。在 2012 年，郭远兰通过手术更换了人工晶状体，视力一度恢复了正常。

然而，视力上的问题并没有得到根治。慢慢地，他发现自己的视野外周的感光能力越来越弱，出现了一圈黑域。黑域部分也有逐年增大的趋势，尝试了很多办法去改善，都没有好转。

更令人揪心的是，郭远兰的眼疾复发之后，身体又查出严重问题，不得不进行手术。

一家人如临大敌。手术很快排上了，在手术和治疗期间，林爱华放下一切到医院陪护郭远兰。然而，比起普通家庭，他们家的这道难关尤为艰难，因为敬堂的生活需要人专门照顾。多年来，都是林爱华在照顾着儿子的饮食起居，一举一动。医院里头丈夫需要她，可家里的儿子，她又怎么能放得下？

幸而，身边有好心的人们伸出援手。敬堂所在的中学的老师们为他们家发起了捐款，解决了经济上的燃眉之急；同时，老师和同学们主动帮助照顾敬堂的生活，让医院里的郭远兰与林爱华能够放下心来。敬堂更是努力克服困难，生活上能做的事尽量自己做，把对父母的影响降到最低。

在一家人的齐心协力和身边好心人的帮助下，郭远兰的病好转了。阶段性的治疗结束后，他们回归了正常生活的轨道。

但郭远兰自己知道，眼睛的毛病还在发展，他视野中能看到的范围越来越小……

## 儿子考上大学，爸爸确诊RP

这十多年来，敬堂的SMA病情也在缓慢发展。他从一个勉强能够站立的孩子，长成了一名坐在轮椅上脊柱侧弯、双肩倾斜的青年。哪怕受到疾病的折磨，他也一直坚持学习，参加了中考、高考，考上了心仪的大学——福建商学院，和他的家仅一街之隔。在妈妈的悉心照顾下，敬堂"走读"着完成了大学的学业。

在大学期间，凭借自己学的电子商务专业，他和好朋友一起开始做消费类视频的推广，取得了不错的成绩。日常生活中，只要有"小生意"的机会，他都不会放过，用实践不断地磨炼自己在商业领域的能力。

2022 年，郭远兰的眼疾恶化到了一个无法再拖延的地步。经过基因检测，他被确诊了 RP。

RP 是一种以感光细胞和色素上皮共同发生的退行性罕见病，患者的眼底会出现视神经的萎缩、视网膜动脉血管变细、周边产生大量骨细胞样的色素沉着，视野也会逐渐地向心性缩小，形成"管状视野"——只有一小部分中心视野可用，通过管道看东西的感觉。当这个"管子"越来越细，最终封闭，对患者来说，就意味着完全失明。

他们对"罕见病"不陌生了。罕见病，意味着患者数量少，很多时候更意味着无药可医。而郭远兰的的 *SNRNP200* 突变点更是罕见中的罕见，让针对 RP 的药物研究也难以覆盖到他的病情。不仅如此，RP 还是一种显性遗传性疾病。那么敬堂是否也有患病的风险？为敬堂的身体状况进行跟踪的医院一直保存有他的血样，关心他的医生主动提出帮他做相关的基因检测。确认了敬堂没有相关致病基因，大家才放下心来。这是一次两种罕见病诊疗筛查上的积极联动，很大程度上方便了患者家庭。

确诊 RP 后，郭远兰也曾沮丧、恐惧。最初，医生告诉他"感光细胞不知能坚持多久，要好好保护，别受光线刺激"，他回到家就拉上所有的窗帘，把自己关起来。那些日子，每天，敬堂离开家回望窗口时，总会觉得家变成了一个小黑屋，他心里像压了一

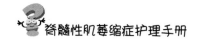

块大石头。

也许是已经和罕见病"交手"多年了，敬堂和妈妈没有去劝说或者教育爸爸，而是默默地提供精神支持和抚慰。勇敢的人也是不会被黑暗困住太久的，人终究向往着光明。在家人润物细无声的陪伴下，郭远兰慢慢地平复心情，直面自己的疾病。

其实，他何尝没有想过自己有一天会失明呢？

从年轻时起，这个可怕的可能性就一直威胁着他。但他仍旧兢兢业业工作，在因病从讲台上退下来后，还在管理着学校的生物实验室。他对敬堂要求严苛，永远像个"班主任"，但这并不妨碍给敬堂治疗的医生们认为"郭老师特别好"。这些年的抗癌经历，也更教会他生命和生活的可贵。

儿子是罕见病患者，是那样的积极乐观。哪怕以自己的儿子为榜样，他也会放下包袱，笑对生活。只有如此，才能不辜负家庭的支撑和亲人的爱。

## 家是爱与信念最好的源泉

走出广州火车站时，郭远兰的双手紧紧地抓着儿子轮椅背后的扶手。

人群之中，严重残疾的敬堂开着电动轮椅走在前面，成为爸爸感知这个世界的一个重要基准。郭远兰知道，只要抓住儿子轮椅的扶手，他们就不会走散。林爱华走在他们身边，随时准备着搀丈夫一把，或者帮儿子的轮椅通过下一个坎。

广州之行，郭远兰到中山医院进行了进一步的检查。他所患的 RP 分型，虽然还没有针对性的治疗手段，但仍期望通过保守治疗的方式，能够延缓病情发展，让美好的世界在眼中多留一刻，生命的精彩也就更多一分。

敬堂则在广州参加了 SMA 社群的一个病友活动。2022 年，SMA 的针对性药物真正来到患者身边，敬堂也用上了药。敬堂的病虽然还不能"治愈"，但他对未来却有了更多的信心。这次广州行，除了病友活动之外，他还去了广州塔、广州动物园……当世界尽收眼底，他心中对生活便有了无穷的动力。

在他们身边，林爱华二十余年如一日，无私付出，默默奉献。林爱华是这个家庭里唯一的"健康人"，但其实她也并不健康。致密性骨炎常常让她疼痛难忍。但她总是说"老毛病了，没事的"。

她不能生病，也不敢生病。"不敢去想家里两个人都失去自理能力的时候该怎么办，我只能努力能撑一天是一天。"她尽心尽力照顾着丈夫和儿子，希望自己能一直这样维持家庭的运转。

"但我知道，有一天爸爸可能会失明，妈妈也会老去，我们的生活会有很大变数。"敬堂说，"在那之前，我要努力多赚钱，减少家里的负担，争取做一个自食其力，独立自主的人。"

2023 年，大学毕业，因严重残疾求职屡屡被拒的郭敬堂，不灰心，不气馁，把握机遇为自己找到了一份能够远程进行的工作——为深圳一家亚马逊平台的电商公司做网络运营和库存管理。对此，他很珍惜。

2023 年，视力范围极窄的郭远兰，因无法看到路面上的井盖，意外跌倒，摔断了五根肋骨。妻子像过去每一次一样，无微不至地照料着他。他也积极康复，希望能早一天再抱起儿子，在儿子要位移的时候能帮上忙。

2024 年，脊椎严重侧弯的敬堂打算到上海去做脊椎矫正手术，爸爸妈妈都很支持。他们积极地做着准备。

疾病也许发生在"一个人"身上，但对抗疾病的，却往往是"整个家庭"。正如遭遇罕见病的是郭远兰与郭敬堂，支撑着他们生命的却是林爱华，他们三个人的生命早已在"家"这个容器中相互交融。未来的道路不管还有多少曲折，只要敬堂在前面开着电动轮椅，爸爸牢牢抓住轮椅的扶手，妈妈在一边紧握敬堂的手，他们就能一起，一直坚定顽强地走下去。

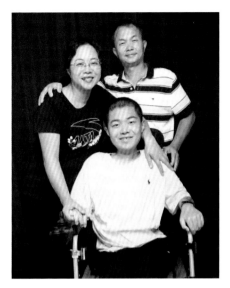

一家三口笑对生活

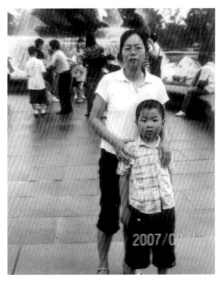

幼小的敬堂还能勉强站立

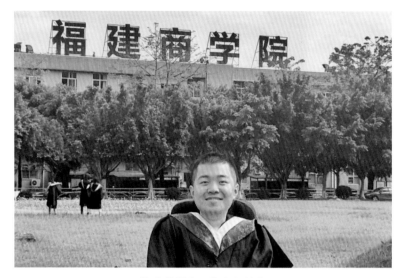

毕业的敬堂即将走向社会

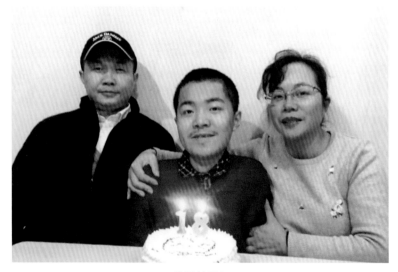

生日快乐!